Ullstein

ÜBER DAS BUCH:

Endlose Traurigkeit, Verlust des Geborgenheitsgefühls, innere Leere und unbestimmte Ängste – jeder fünfte Deutsche erlebt diesen Zustand ein- oder mehrmals im Leben. Betroffene und Angehörige erkennen oft nicht, daß ein schweres Gemütsleiden, eine Depression vorliegt. Unkenntnis und Ratlosigkeit können den Heilungsprozeß verzögern. Karl Kulitza beendet diese Ratlosigkeit mit seinem »Heilmittel« – einem wirklich praktischen und sehr leicht verständlichen Ratgeber. Als ehemals Betroffener weiß er, wovon er spricht. Eindrucksvoll wird die Gedankenwelt depressiver Menschen vermittelt. Erkrankte erfahren, wie sie schneller und dauerhaft gesund werden können. Einbezogen sind Empfehlungen und Hinweise für die helfenden Personen. Sie lernen, was depressiven Menschen schadet und was für den Gesundungsprozeß nützlich ist. Der Autor ermutigt die Erkrankten, das Leben trotz ihrer depressiv bedingten Antriebsschwäche erneut zu gestalten – denn Depressionen sind heilbar.
Mit einem Geleitwort von Dr. Hartmut Klemm, Medizinaldirektor a. D., Facharzt für Nervenheilkunde in Berlin und einem Kommentar von Dr. Thomas Kornbichler, Diplom-Psychologe und Psychotherapeut in Berlin.

DER AUTOR:

Aus eigenem Erleben kennt Karl Kulitza alle Schweregrade der Depressionen. Nach vielen Jahren konnte er sich mit ärztlicher und psychotherapeutischer Unterstützung aus der Depression und Einsamkeit befreien. Er lebt heute bei völliger Gesundheit in Berlin.

Karl Kulitza

Ich hatte Depressionen

Aus der Einsamkeit zu neuer Lebensfreude

Ein Betroffener berichtet und gibt Rat

Ullstein

Ullstein Buchverlage GmbH & Co KG,
Berlin
Taschenbuchnummer: 35696

Originalausgabe
2. Auflage Februar 1998

Umschlaggestaltung:
Klaus Meyer, Tabea Dietrich

Printed in Germany 1998
Gesamtherstellung:
Clausen & Bosse, Leck
ISBN 3-548-35696-6

Gedruckt auf alterungsbeständigem Papier
mit chlorfrei gebleichtem Zellstoff

Die Deutsche Bibliothek –
CIP-Einheitsaufnahme

Kulitza, Karl:
Ich hatte Depressionen: aus der
Einsamkeit zu neuer Lebensfreude;
ein Betroffener berichtet und gibt Rat /
Karl Kulitza. – Orig.-Ausg., 2. Aufl. –
Berlin: Ullstein, 1998
(Ullstein-Buch; 35696)
ISBN 3-548-35696-6
NE: GT

Für meine Mutter Helene, meine Tochter Sandra und meine Geschwister Hildegard, Klaus und Siegfried.

Ich danke meinem Arzt und Therapeuten Dr. Hartmut Klemm. Er hat mich wiederholt ermutigt, dieses Buch zu schreiben.
Ich danke meinem Freund Markus Winnig sowie Herrn Dr. Thomas Kornbichler und Frau Gudrun Jänisch im Verlag Ullstein für die Durchsicht des Manuskripts und für ihre Verbesserungsvorschläge.

Inhaltsverzeichnis

Darf ich mich vorstellen... 11

Zum Geleit 13

Einleitung 15

Ich bitte um Aufmerksamkeit 16

Ein Tag in der Depression 21

Was sind Depressionen aus meiner Sicht als Patient? 34
Was sind Depressionen? 34
Wer kann depressiv erkranken? 35
Was fühlt der Erkrankte aufgrund seiner Verlusterlebnisse? 37
Läßt sich eine Veranlagung zu Depressionen erkennen? 38
Der Erkrankte kann völlig gesund werden 40
Der depressiv Erkrankte ist kein schwacher Mensch 41
Depressionen bedeuten Antriebslähmung 43
Das Angstgefühl in der Depression 44

Depressionen und die Qual am Arbeitsplatz 47

Ein zweiter Tag in der Depression – in meiner Wohnung 51

Ein dritter Tag in der Depression – im Krankenhaus 60

Die möglichen Fehler der helfenden Personen 69
Angehörige und Freunde können den Gesundungsprozeß unabsichtlich behindern 69
Die helfenden Personen erwarten von dem Erkrankten oft eine zu hohe Selbsthilfebereitschaft 70

Die Behandlung eines Patienten
kann abgelehnt werden 76
Angehörige, Freunde und Therapeut
helfen oft »gegeneinander« 77

Die möglichen Behandlungsfehler der Ärzte und Therapeuten 79
Das Schweigen des Arztes oder Therapeuten 79
Die Pünktlichkeit des Arztes oder Therapeuten 85
Mangelnde Aufklärung hinsichtlich der Wirkung von Medikamenten 88
Keine Beschäftigungstherapie unter Druck
in der schweren Depression 89

Der Gesundungsprozeß läßt sich in vielen Fällen abkürzen 96

Den Weg aus der Depression vorbereiten 101
Die erste Hilfe 101
Die Selbstmordgefährdung 102
Die körperliche Abwehrkraft muß gestärkt werden 104
Die richtige Umgangsart mit dem Erkrankten 107
Ein mehrfacher Arzt- oder Therapeutenwechsel kann notwendig werden 111

Der Gesundungsprozeß 117
So wird der Erkrankte gesund – meine Erfahrung 117
Der Erfolg liegt im Detail 120
Dem Kranken die Gegenwart erleichtern 130
Lebensfreude gesunder Menschen
kann auf den Erkrankten ansteckend wirken 139
Die »Stärken« fördern und
mit den »Schwächen« einfach leben lernen 140
Depressionen kommen und gehen 144
Der Erkrankte sollte ermuntert werden,
künftig sein Gefühlsleben auszudrücken 148
Die Wirkung von Medikamenten 152

Der Erkrankte kann nach seiner Gesundung
Rückfälle verhindern 154

Der Hausarzt ist eine wichtige Kontaktperson 156

Von »Wunderheilern« ist abzuraten 158

»Ein Wort« an den Erkrankten selbst 159
Ich kenne Ihre seelischen Qualen 159
Wie sich die schmerzvolle Vergangenheit vergessen läßt 162
Weniger Angst vor einem Neuanfang 163
Sie sind mehr wert als Sie glauben 166
Meine Erfahrung – meine Ratschläge 167

Anhang 177
Kommentar: Diplom-Psychologe
Dr. Thomas Kornbichler, Psychotherapeut 177

Wenn Sie Kontakt wünschen 180

Sachwortverzeichnis 183

Darf ich mich vorstellen...

Ich wurde am 13. März 1944 in Hindenburg/Oberschlesien geboren. Mit meiner Mutter und meinen drei Geschwistern erlebte ich die Kindheit und Jugend in Berlin. In meinen Jugendjahren war ich häufig schwermütig, weil meine wiederkehrenden Wünsche nach einer Jugendliebe sich nicht erfüllten. Um mir zumindest die Zuwendung der Mitmenschen zu erhalten, sah ich oft nur den Weg, ihre Erwartungen zu erfüllen und den Weg der Anpassung.

Den Wunsch, meine musikalische Neigung auch beruflich zu nutzen, verwirklichte ich nicht. Ohne mir über die Folgen im klaren zu sein, wählte ich nach dem Schulabschluß eine Berufsausbildung, die nicht meiner Veranlagung entsprach. Ich schlug die Beamtenlaufbahn bei der Post ein. Somit erfüllten sich auch in diesem Bereich meine Lebensvorstellungen nicht. Mit knapp 18 Jahren spürte ich erstmals, wenn auch nur kurz, das Gefühl einer schweren Depression.

Im Jahr 1967 heiratete ich. Die Ehe blieb kinderlos.

Diese Verbindung wurde 1980 geschieden. Unter dieser Trennung hatte ich zunehmend zu leiden. In den nun folgenden Jahren bis 1989 wurde ich wegen Depressionen und Schmerzmittelabhängigkeit siebenmal stationär im Krankenhaus behandelt. Viele Jahre ambulanter Therapie lagen noch zwischen den Krankenhausaufenthalten. Hauptsächlich wegen anhaltender Depressionen, wurde ich vorzeitig in den Ruhestand versetzt. Mit dem Gefühl, von meiner Umwelt nicht mehr gebraucht zu werden, lebte ich allein in Berlin-Spandau. Meine Krankengeschichte gipfelte Anfang 1990 in akuten Depressionen, einem Nervenzusammenbruch und nochmaligem Krankenhausaufenthalt. Nach meiner Entlassung spürte ich keine Heilung. Stark und unerbittlich wie nie zuvor, quälten mich die Depressionen und fesselten mich für zwei Jahre überwiegend an meine Wohnung.

Depressionen, körperliche Schmerzen und mein selbstauferlegter Lernwille, den Geheimnissen meiner Erkrankung näherzukommen, vereinten sich in einem zweijährigen Überlebenskampf. Dabei wurden die Grenzen meiner Leidensfähigkeit anhaltend herausgefordert. Ich gewann aber auch wichtige Erkenntnisse über die depressive Erkrankung.
Mit therapeutischer Hilfe schaffte ich es im Frühjahr 1992 meinen Gesundungsprozeß einzuleiten. Ich gründete eine Familie, in der ich mich von nun an gesund fühlte. Diese solide Basis befähigte mich zum Aufbau eines Aufgabenbereichs, der erstmals auch meine Begabungen einschloß. Mein Wohlbefinden hat sich auch dadurch gefestigt – ich spüre Freude am Leben.

Zum Geleit

Das vorliegende Buch ist aus der Erfahrung eines Patienten entstanden, der über viele Jahre unter schweren Depressionen gelitten hat.

Ich hatte das Glück, behandelnder Psychiater von Herrn Kulitza zu werden und von ihm und seinen Erfahrungen im Verlaufe der letzten Jahre sehr viel zu lernen.

Am Anfang der Behandlung habe ich ein Verfahren gewählt, das ich gelegentlich bei Depressiven angewandt habe, nämlich Herrn Kulitza aufgefordert, täglich Aufzeichnungen über seinen Gesundheitszustand und das, was er an einem Tag getan hat, zu fertigen und den Tag sofort rückblickend zu beurteilen.

Diese Aufzeichnungen wurden die Grundlagen des therapeutischen Gesprächs bei der nächsten Begegnung.

Es zeigte sich bei Herrn Kulitza, wie auch bei anderen Patienten, daß der Patient oft selbst erstaunt war, wie gut oder wie schlecht es ihm einige Tage vor der Konsultation gegangen war, während er jetzt beim Gespräch mit mir seinen Zustand ganz anders empfand und kaum glauben konnte, daß die Aufzeichnungen von ihm selbst stammten.

Bei dieser Gelegenheit habe ich festgestellt, daß Herr Kulitza über eine eindrucksvolle und plastische Sprache verfügt und in ungewöhnlicher Weise in der Lage ist, sein Befinden eindrucksvoll zu beschreiben und sich selbst zu beobachten, ohne daß sich in ausgeprägter Weise eine krankhafte Selbstbeobachtung bei ihm entwickelte.

Herr Kulitza ist wegen seiner Depressionen nur ambulant bei mir behandelt worden.

Es ergab sich aber, daß er wegen einer anderen gesundheitlichen Störung Patient in meiner Krankenhausabteilung werden mußte.

In dieser Zeit habe ich Herrn Kulitza gebeten, im Rahmen un-

serer Weiterbildungsveranstaltungen für Ärzte im Praktikum und Ärzte in der Ausbildung zum Psychiater bzw. Psychiater und Neurologen über seine Erfahrungen während der zurückliegenden Depressionen zu berichten.
Dieser Vortrag war für uns alle sehr eindrucksvoll und im Zusammenhang damit entstand der Gedanke, Herrn Kulitza zu ermutigen, das vorliegende Buch zu schreiben, das nicht nur für Kranke selbst und deren Angehörige sondern auch für Therapeuten eine Fülle von Wissenswertem enthält, so daß man ihm eine weite Verbreitung wünschen muß.
Das vorliegende Buch ist in dieser Weise einmalig und füllt eine Lücke in der Literatur, die sich mit der Psychiatrie und psychiatrischen Krankheiten befaßt.

Dr. Hartmut Klemm
Medizinaldirektor a. D.
Facharzt für Nervenheilkunde
Berlin

Einleitung

Die Leidenszeit depressiv erkrankter Menschen dauert oft zu lange. Im Umgang mit den Erkrankten stehen viele der helfenden Personen vor einem Rätsel. Sie wissen nicht weiter, weil die Kranken gutgemeinte Ratschläge nur teilweise, zögernd oder sehr häufig gar nicht befolgen.
Die Erkrankten selbst stehen auch vor einem Rätsel. Sie spüren, daß ihre Selbsthilfefähigkeit nur noch schwach vorhanden oder häufig »erlahmt« ist. **Was ist zu tun?**
Die Kranken brauchen die geschulte Hilfe eines Therapeuten und, wenn möglich, auch dringend die Hilfe der Angehörigen und Freunde. Eine schnellere Gesundung wäre möglich, wenn die helfenden Personen die besonderen Eigenarten und »Rätsel« dieser Erkrankung verstehen und bei ihren Hilfsbemühungen berücksichtigen.
Deswegen konzentriere ich mich in diesem Buch

- auf mögliche Behandlungsfehler, die im Umgang mit dem Erkrankten vorkommen und
- auf Wege, die den Gesundungsprozeß des Kranken beschleunigen können.

Den helfenden Menschen fehlt häufig ein einfaches, grundsätzliches Wissen über Depressionen.
Es scheint mir auch wichtig, Depressionen aus der Sicht des Kranken zu kennen und etwas über den Schmerz zu wissen, der in einer Depression gespürt wird. Dieses Wissen möchte ich mit diesem Buch vermitteln.
In bester Absicht wünsche ich mir, daß mein Buch Anregung und Unterstützung in der Arbeit mit depressiv erkrankten Menschen ist.

Karl Kulitza

Ich bitte um Aufmerksamkeit

Ich sehe noch meinen Bruder, wie er mich wöchentlich einmal besucht.
Er sitzt im Sessel vor mir und betrachtet mein weinendes Gesicht. Ich spüre noch heute seine Sorgen um mich. Er ist tief bestürzt, weil von mir, einem lebendigen Menschen, voller Ideen und Tatkraft, nichts übriggeblieben ist.
Ich lag seit langer Zeit mit schweren Depressionen allein im Wohnzimmer auf meiner Couch.
Damals spürte ich die Hilflosigkeit meines Bruders und ich glaube, er fühlte selbst, wie sein guter Wille, mit Ratschlägen zu helfen, an mir abprallte.
Was sollte er mir sagen? Meine Erkrankung war ihm fremd. Ob Sommer oder Winter, mein Bruder sah mich stets unter einer Wolldecke liegen. Diese Wolldecke, mit der ich mich auch tagsüber zudeckte, war mein einziger Schutz vor einer Welt, die mir angeblich nicht wohlgesinnt war.
Diese Decke war meine einzige Geborgenheit. Eine wichtige Geborgenheit, die mir keiner wegnehmen konnte.
Wie konnte mein Bruder mir helfen?
Seine Gegenwart war wichtig für mich. Er hat mir allein mit seiner Anwesenheit geholfen.
Seine gutgemeinten Ratschläge jedoch konnte ich weder annehmen noch befolgen.
Mein Bruder, meine Freunde und Bekannten wußten nicht, sie konnten es auch nicht wissen, daß dem Erkrankten nicht mit Ratschlägen geholfen werden kann, wie
»Lenk dich mit Arbeit ab, du mußt unbedingt etwas tun.«
»Nun reiß dich endlich etwas zusammen.«
»Es wird schon wieder werden.«
»Auch mir geht's nicht immer gut, dann muß ich aber...«
»Wir alle haben Sorgen...«
»Du läßt dir ja nicht helfen...«

»Wenn du unsere Ratschläge nicht befolgst und endlich mit dem Hintern aufstehst und etwas unternimmst, dann können wir dir auch nicht mehr helfen – auch wir haben nur Nerven« usw.
In dieser Erkrankung, in der sich der Betroffene mitunter den Tod sehnlichst wünscht, ist sich »eben mal zusammenreißen«, völlig unmöglich.
Der Antrieb des Kranken, überhaupt etwas zu tun, kann nämlich durch die Erkrankung so sehr gelähmt sein, daß er zum Beispiel selbst das Zähneputzen als Schwerstarbeit und Zumutung empfindet.
Mir sind einfache und mittelschwere Depressionen ebenso bekannt wie schwere und akute Depressionen.
Ich habe sie viele Jahre qualvoll durchleiden müssen, auch mehrfach im Krankenhaus.
Ich erinnere mich, daß ich an einem Sonntagnachmittag im Oktober 1991, allein in meiner Wohnung, laut um Hilfe gerufen habe.
Heute fühle ich mich wieder gesund. Das Leiden aber in der Depression kenne ich so gründlich, daß ich sagen kann:
In meinem Umkreis mangelte es an Verständnis für meine Erkrankung. Mit mehr Verständnis wäre mein Gesundungsprozeß zügiger und für alle Außenstehenden weniger nervenaufreibend verlaufen.
Ich selbst konnte mir nicht wirkungsvoll genug helfen, weil meine seelische Kraft, irgendetwas für mich zu tun, erheblich reduziert war – die körperliche Kraft ebenso. So fühlte ich zumindest.
Erst heute weiß ich, warum mir niemand aus meinem Umkreis helfen konnte. Alle meinten es gut mit mir, aber keiner wußte, was Depressionen sind und mit welch grauenvollem Leid sie verbunden sind.
Meine Angehörigen und Freunde wußten nicht, daß sie in ihrer Hilfsbereitschaft Zeit und Kraft sparen konnten, wenn sie mit einigen grundsätzlichen Dingen über meine Krankheit vertraut gewesen wären. Sie wußten nicht, daß ich einen Ratschlag wie

»du mußt dir schon selbst helfen, keiner kann dir hier...«

nicht befolgen konnte. Einen durchaus sinnvollen Ratschlag dieser Art hätte ich nur angstfrei annehmen können. Mein ganzes Wesen war aber völlig verängstigt, »erstarrt-gelähmt«, schwer krank.
Niemand wußte, daß Bemerkungen wie

»Wir wissen nicht, was du willst, du hast doch alles, was willst du eigentlich noch mehr«,

dem Gesundungsprozeß entgegenwirken. Bemerkungen dieser Art haben auf den Erkrankten die gleiche Wirkung, als wenn einem blinden Menschen gesagt würde: »Du wirst umsorgt, hast ein schönes Zimmer und ein neues Fernsehgerät, was willst du mehr, du kannst zufrieden sein.«
Keiner von uns wußte, daß Depressionen – ja sogar schwere Depressionen – heilbar sind, auch noch nach vielen Jahren der Erkrankung.
Der Erkrankte ist nicht »verloren«.
Er ist nicht verloren, und das gilt auch für eine Depression, die eine schwer erkennbare Entstehungsgeschichte hat. Die Gründe für eine Depression sind oft unklar oder angeblich undurchschaubar. Meine Erfahrung jedoch ist, daß es für eine depressive Erkrankung immer Gründe gibt, wenn man nur hartnäckig danach sucht.
Der Erkrankte kann nach der Heilung wieder aktiv am Leben teilnehmen. Er kann wieder Lebensfreude empfinden.
Mein Umkreis wußte nicht, daß im Gesundungsprozeß eines depressiv erkrankten Menschen völlig andere Regeln beachtet werden müssen als bei einer körperlichen Erkrankung. Wenn der Schwererkrankte noch Angehörige, Freunde, Bekannte, oder gar verständnisvolle Nachbarn hat, so können sie für ihn eine rettende Starthilfe auf dem Weg in die Gesundheit bedeuten. **Das ist ein Vorteil,** den nicht alle depressiv erkrankten Menschen haben. Viele von ihnen sind isoliert und völlig vereinsamt.

Liebe Leserin, lieber Leser!

Ich bitte nun um Ihre Aufmerksamkeit für eine unglaublich traurige Erkrankung.
Bitte verstehen Sie mich, wenn ich sogar den Wunsch verspüre Ihre Aufmerksamkeit regelrecht aufzurütteln für diese Erkrankung

DEPRESSIONEN

Ein Tag in der Depression

Ich halte es für wichtig, Ihnen zunächst am Beispiel eines ersten Tagesablaufs während meiner Erkrankung verständlich zu machen, was ein schwer depressiv erkrankter Mensch fühlt und ertragen muß.
Der Kranke, lieber Leser, den Sie aus beruflichen Gründen, als Angehöriger oder Freund umsorgen, erlebt einen Tag hinsichtlich seiner seelischen Qualen sehr ähnlich wie ich.
Natürlich verläuft jede depressive Erkrankung aufgrund der verschiedenen Lebensumstände unterschiedlich. In der Erkrankung fühlen wir aber eines gemeinsam: Angst oder manchmal auch Panik. Dabei sind die Unterschiede im Tagesablauf unerheblich.
Für diesen von mir erlebten Tag in der Depression habe ich den 3. Oktober 1990 ausgesucht.
Ich habe diesen Tag gewählt, weil es ein Tag war, an den ich mich wegen seiner einmaligen Bedeutung noch gut erinnere. Es war der erste »Tag der Deutschen Einheit«.

Wie jeden Morgen nach dem Aufwachen, war ich enttäuscht noch zu leben. Mit der ersten Sekunde im Wachzustand setzte sofort eine furchtbare Seelenqual ein. Hatte ich nicht am Abend zuvor, vor dem Einschlafen, Gott gebeten, mich nicht mehr aufwachen zu lassen?
Ich fühlte mich auch körperlich nicht gut. Hier und da tat etwas weh. Nackenschmerzen, Kopfschmerzen, allgemeines Unwohlsein.
Am schlimmsten aber waren die Schmerzen in der Seele.
Ich spürte eine Antriebslähmung. Mit »starrem« Blick drehte ich mich auf die Seite und schloß die Augen. Das Tageslicht störte mich.
Der Unterschied zwischen dem hellen Tag und den dunklen Gefühlen in meiner Seele war zu groß. Dieser Unterschied

kann unerträglich werden und ich wußte schon jetzt, daß ich das Zimmer mit Hilfe meiner Rollos abdunkeln würde.
»Duschen, Zähneputzen und Frühstück zubereiten – wie soll ich das nur schaffen«, dachte ich. Ich spürte einfach keine Kraft für diese Notwendigkeiten. Was konnte eine »Dusche« oder ein »Brötchen bei einer Tasse Kaffee«, an meiner verzweifelten Einsamkeit ändern?
»Mit der Körperpflege und Nahrungsaufnahme erhalte ich nur mein Leben. Ich wasche und ernähre mich, damit ich dieses lebensgefährliche Gefühl in der Seele auch morgen noch erleben darf«, dachte ich. Körperpflege und Nahrungsaufnahme waren für mich ein Widerspruch zu dem, wonach ich mich eigentlich sehnte – dem Tod.

Der 3. Oktober 1990 lag wie ein schwer zu überwindendes Hindernis vor mir. Wie jeden Morgen nahm ich zunächst eine Kopfschmerztablette. Wie kann man schwere Depressionen in der Kombination mit Kopfschmerzen aushalten?
Nach der Tablette erledigte ich die Körperpflege und frühstückte. Beides konnte ich nur widerwillig und schleppend erledigen.
Danach gab ich mich meinem gewohnten Zwangsdenken hin – einem überintensiv quälenden Gedankenkreislauf, der stets aus Wiederholungen bestand wie: Selbstmitleid, Enttäuschungen und Verletzungen die man mir lebenslang zugefügt hatte und einer panischen Suche nach Möglichkeiten, meine seelischen Qualen zu beenden.
Mein Kopf versuchte durch Gedanken, Einfälle und Ideen die Lösung meiner Lebensprobleme zu erzwingen. Weil mir das nicht gelang, nahm die Grübelei kein Ende. Alles drehte sich im Kreis, bis zur Erschöpfung. Das Gefühl einer Erschöpfung empfand ich als wohltuend, weil hierdurch meine Schlafbereitschaft gefördert wurde. Wenn mein Schlaf auch oberflächlich war, so quälten mich zumindest in dieser Zeit die Depressionen nicht bewußt.
Später zog ich die Fensterrollos nach unten. Das Zimmer dunkelte angenehm ab.

»Dieser Tagesbeginn, immer dieser frühe Vormittag – er ist schmerzhafter als der Abend.« Die ersten Stundes des Tages empfand ich auch deswegen als besonders schmerzvoll, weil sie mich an eine Zeit erinnerten, in der ich mich noch gebraucht und ausgefüllt fühlte.
»Warum hören diese seelischen Schmerzen nicht auf, sie werden mich noch zerreißen. Wie finde ich einen Ausweg«, hämmerte es in meinem Gehirn – es gibt doch bekanntlich für alles eine Lösung.
Die Qualen in meiner Seele nahmen noch einmal zu. Ich spürte, daß an diesem Zustand auch meine Wohnung schuld war. Jeder Einrichtungsgegenstand erinnerte mich an das bunte Familienleben, das ich früher einmal hatte.
Ich konnte den Anblick meiner leblosen Wohnung nicht ertragen.
Aus dieser Not heraus folgte ich meinem Gefühl, drehte mich auf die Seite und schloß die Augen.
In dieser Lage konnte ich oft viele Stunden hindämmern, ohne daß ich merkte, wie die Zeit verging. Diese Seitenlage, geschlossene Augen und meine Decke war alles, womit ich mir über eine Zeit von zwei Jahren selbst helfen konnte.
Nahezu pausenlos dachte ich so über Gesundungsmöglichkeiten, über den Tod und das mir zugefügte Unrecht im Leben nach.
Dabei wechselte ein Unrecht das andere ab. Ich fand immer einen Grund, meine seelischen Qualen zu steigern.

»Der heutige Tag wird in künftigen Geschichtsbüchern zu finden sein«, wechselten später einmal meine Gedanken. »Der erste Tag der Deutschen Einheit. Schade, daß ich diesen so lang erhofften Tag nicht gesund erleben darf.«
Es war gegen Mittag, als ich wieder einen Schub von Todessehnsucht überstehen mußte.
Mich selbst zu töten wagte ich nicht. Was würden meine Geschwister sagen? Ich würde ihnen weh tun. Außerdem hatte ich Angst, daß meine Geschwister an »Ansehen« in unserer Umgebung verlieren würden. Andererseits aber habe ich den

Tod als die einzig mir vorstellbare Möglichkeit gesehen, dieses grauenvolle Gefühl in der Seele und meine unerklärlichen Körperschmerzen zu beenden.
Ich sehnte mich nach Ruhe. Für immer einschlafen, ohne daß ich selbst nachhelfen muß, war meine Idealvorstellung. Was sollte ich tun...?
Ich habe mir Zwischenlösungen ausgedacht. Ich habe die Absicht, mich selbst zu töten, zeitlich verschoben. »Das kann ich ja immer noch tun«, meinte ich und habe mir Fristen gesetzt. »Wenn ich bis Weihnachten nicht gesund werde, dann werde ich...«
Weihnachten nahm ich mir fest vor, wenn ich bis Ostern nicht...
Selten nur versuchte ich mich mit dem Gedanken zu trösten, daß jedes Leben einmal ein natürliches Ende haben wird.
Ich sehnte mich nach dem Abend. Am Abend hatte ich den quälenden Tag hinter mir und konnte im bevorstehenden Nachtschlaf die größte Qual vergessen.

Da war es wieder! Es wollte mich auffressen. Wie aus dem »Nichts« heraus wurden meine Depressionen schlagartig akut. Mein sinnloses Dasein auf dieser Welt wollte mir plötzlich die Luft zum Atmen abschnüren.
Die Aussichtslosigkeit, daß sich mein Zustand jemals bessern würde, spürte ich wie einen Würgegriff am Hals.
Viele Jahre hatte ich in meinem Leben mit grauenvollen Depressionen überlebt. Die Tage der Schwermut, seelischen Erschöpfung und leichten Depression sind in dieser Zeit noch nicht berücksichtigt. Es gab für mich keinen Anlaß zu glauben, daß die nächsten tausend Tage für mich ein besseres Leben bereithielten.
Die Aussichtslosigkeit, an meiner Situation weder heute oder später etwas ändern zu können, erzeugte in mir eine grenzenlose Verzweiflung.
Ich sah keine Möglichkeit, aufgrund meiner Erfahrung und gegenwärtigen Lage mein Leben neu zu ordnen. »Da wo nichts mehr ist, kann auch nichts geordnet werden«, dachte

ich. Einem Neuaufbau meines Lebens standen unüberwindliche Hindernisse im Wege. Ich hatte kaum noch Kraft, auch nur eines dieser Hindernisse anzugehen und zu beseitigen. Selbst wenn ich mehr körperliche Kraft gespürt hätte – da war diese seltsame Antriebslosigkeit...
Jedes Hindernis, das mir für einen Neuanfang im Wege stand, ließ sich nach meiner Überzeugung nicht beseitigen, und das konnte ich auch mehrfach begründen.
Schleppend mußte ich mir später das Mittagessen zubereiten. Wie jeden Tag taute ich ein gefrorenes Fertiggericht auf.
Allein der Gedanke, deswegen meine Wolldecke auf der Couch verlassen zu müssen, bereitete mir eine Art »Kältegefühl« und starkes Unbehagen. Ähnlich wie bei einer fieberhaften Grippe fühlte ich mich in liegender Position wohler. So konnte mir am wenigsten passieren.

Am frühen Nachmittag hatte ich plötzlich die Idee, mich wie ein gesunder Mensch benehmen zu müssen. Hatte ich nicht oft genug gehört, daß ich mit dem Hintern hoch – und mich endlich zusammenreißen muß?
»Die gesunden Menschen wissen bestimmt besser was gut für mich ist, also sollte ich wenigstens versuchen, ihren Rat zu befolgen. Ein gesunder Mensch wird, wenn er wie ich in Berlin wohnt, die Feier zum ersten ›Tag der Deutschen Einheit‹ besuchen«, dachte ich.
Mit einem erheblichen Kraftakt und Selbstüberwindung zog ich mich an und verließ die Wohnung.
Fünf Minuten später lag ich wieder ausgezogen unter meiner Decke. Ich war nämlich nicht mehr sicher, ob meine Entscheidung, die Wohnung zu verlassen, richtig war.
Etwas Zeit verging und ich war wieder auf der Straße. Aber auch hier lief ich zunächst einige Schritte vor und dann wieder mehrere Schritte zurück.
Was sollte ich tun? Ich wußte nicht, was richtig war. Ich fühlte mich unfähig, eine klare Entscheidung zu treffen, etwas zu unternehmen oder nicht.

Am Nachmittag des 3. Oktober 1990 lief ich dann mit Tränen in den Augen über den Alexanderplatz in Berlin. Es war ein sonniger, warmer Tag. Zehntausende von Menschen aus aller Welt feierten hier dieses einmalige Ereignis, den ersten »Tag der Deutschen Einheit«. Unglaubliche Mengen von Abfall – leere Getränkedosen, Bierflaschen, Pappdeckel usw. – türmten sich in Abständen von nur wenigen Metern.
Ich fühlte mich so unbeachtet, völlig vereinsamt und so schwer krank, ich hätte mich am liebsten auf diese Abfallberge gelegt und wäre gestorben.
Nur wenige Meter von mir entfernt liefen Liebespaare, lachende Menschen und übermütige Jungen und Mädchen an meinem erstarrten Gesicht vorbei. Natürlich bemerkte niemand, wie sehr ich unter der Einsamkeit litt, wie unglaublich ich mich quälte.
Meine Depressionen waren für Stunden akut.
Meine Augen fingen an Menschen zu suchen, die wie ich, allein hier waren. Mit gedämpfter Zufriedenheit fand ich sie auch. Ihre Gesichter waren aber nicht so erstarrt wie meines. Warum nicht? Hatten sie keine Depressionen?
Ich sah, wie eine junge Frau, allein, ohne Begleitung, sich die Auslagen eines Schaufensters ansah. Sie konnte nicht seelisch krank sein.
In einer schweren Depression sieht sich niemand, jedenfalls nicht mit Interesse, die Auslagen eines Geschäfts an. Das würde nicht der »Dringlichkeitsordnung« eines Menschen mit Depressionen entsprechen.
»Oh Gott, ich bin der einzig kranke Mensch. Unter zehntausenden gesunder Menschen bilde ich hier eine Ausnahme«, fieberten meine Gedanken. Warum gerade ich...?
»Ein Straßenhund findet mehr Beachtung als ich«, dachte ich, als ich merkte, daß ich nicht mehr in der Straßenmitte, sondern an den Wänden der Häuser entlang lief.
Mehr unbewußt fühlte ich, wie sich in der Depression jedes Gefühl verstärkt. Jedes Erlebnis, jede Bemerkung der Menschen, selbst das Verhalten der Natur, wurde von mir erheblich verstärkt wahrgenommen, wenn man vom normalen

Empfinden eines Menschen ausgeht. Alles gewann an Bedeutung und »Gewicht«. Selbst vorbeifahrende Autos und vorbeilaufende Menschen bestätigten mir meine Verlassenheit, die mich so bestialisch gequält hat.
Mit Schrecken spürte ich, daß ich mir selbst nichts recht machen konnte. Ich setzte mich auf die oberste Stufe einer Steintreppe, die zum Eingang eines Kaufhauses führte. Teilnahmslos sahen meine Augen auf das fröhliche Leben der Menschen auf dem Alexanderplatz.
»Wenn ich jetzt eintönige Straßenzüge ohne »Leben« ohne »Grün« sehen würde, wäre mir auch nicht wohler«, dachte ich. Im Gegenteil. Leblose Straßen, zum Beispiel an einem Sonntag, waren geeignet, mein Einsamkeitsgefühl zu verstärken.
»Wenn ich mir selbst im Wege stehe, was bleibt mir dann noch«, überlegte ich, und ich erinnerte mich, daß selbst Regen, ein dunkelbewölkter Himmel, fallende Blätter im Herbst oder die Regenpfütze im Asphalt die Dunkelheit in meiner Seele zusätzlich verfinstern konnten.
In vielen Geschehnissen um mich herum, erkannte ich die »Abwendung« von meiner Person.
Für kurze Zeit verließ ich die Steintreppe. Ich besorgte mir einen Plastikbecher Kaffee. Dem Verkäufer versuchte ich einen selbstbewußten Gesichtsausdruck zu zeigen. Das empfand ich als notwendig, weil ich meinte, er wird mir den Kaffee nicht geben, wenn er merkt, wie wertlos ich bin.
In der nächsten Stunde wechselten meine Gedanken und Sorgen willkürlich. Jede Überlegung, wie ich mich selbst in ein gesundes Leben zurückführen konnte, wurde von schmerzlichen Erinnerungen meiner Vergangenheit »überrollt«. Erinnerungen, die pausenlos mein Gehirn beschäftigten.
Plötzlich fiel mir auf, wie sehr ich auch unwichtige Veränderungen meines gewohnten Lebens als grauenvoll empfinden konnte. Das heißt, selbst kleinste Enttäuschungen ließen meine Seele stärker schmerzen als in gesunden Zeiten. Ich erinnerte mich, wie ich tagelang tief enttäuscht war, weil die Inhaber meines Zeitungsgeschäfts wechselten. Es traf mich wie

ein Pfeil, als ich von diesem Wechsel erfuhr. Wieder hat »mich« jemand verlassen, an dessen Gesicht ich mich gewöhnt hatte. In gesunden Zeiten hätte ich diesen Wechsel mit kurzem Bedauern zur Kenntnis genommen – mehr aber nicht.
Ich weiß nicht, wie lange ich auf dieser Treppe gesessen hatte. Die Sonne stand bereits tiefer. Ziellos lief ich noch durch einige Straßen. Ich hoffte, bei schönem Wetter buntes Leben und Lebensfreude zu sehen. Ich hoffte, in den Gesichtern der Menschen etwas zu sehen, was mich anspornt, mehr Lebensmut zu haben.
Das schöne Wetter und das bunte Leben taten mir gut. An meinen seelischen Qualen, die außerhalb eines gesunden Vorstellungsvermögens lagen, änderte sich aber nichts. Ich hatte es auch nicht erwartet.
Als ich wieder nach Haus fuhr, mischten sich in meine Tränen noch Wut. Ich fühlte mich vom Leben schuldlos benachteiligt. Hatte ich nicht immer alles für meine Mitmenschen getan? Meine unglaublich hohe Hilfsbereitschaft, meine Veranlagung zur Fürsorge. Nie habe ich absichtlich versucht, jemanden zu verletzen. Wie oft aber wurde ich verletzt, ohne daß ich mich gewehrt habe, weil ich mir nicht die Zuwendung der Menschen verderben wollte. War das der Lohn?
Daß ein solches Selbstmitleid durchaus zum Krankheitsbild einer Depression gehört – andererseits meine Gesundung nur verzögert, habe ich erst 14 Monate später verstanden.
Auf der Fahrt nach Haus fiel mir auf, daß ich jetzt in eine noch größere Einsamkeit zurückfahre – meine Wohnung. Meine Angst vor dieser leeren Wohnung wollte mir die Luft rauben. Ich bekam Kopfschmerzen und nahm eine Tablette.
In unmittelbarer Nähe meines Wohnhauses mußte ich an einem Restaurant vorbei. An den Tischen des Vorgartens saßen viele mir gut bekannte Mitbewohner meines Wohnblocks.
Abendsonne, warme Luft, die Menschen aßen, tranken und sahen zufrieden aus. Ich suchte einen sicheren Abstand zwischen mir und ihnen. Ich wollte nicht erkannt werden. Mit dem Gefühl, ein »Aussätziger« unter den Menschen zu sein,

lief ich auf die Eingangstür meines Wohnhauses zu. Ich schaffte es nicht, unseren Hauswart zu umgehen. Er grüßte kurz und ging weiter.
In meiner Wohnung erdrückte mich dann die »Leere« und die »Totenstille«. Normalerweise ließ ich das Radio an, bevor ich meine Wohnung verließ. Damit schaffte ich es, die »Stille« zu vermeiden, die mich traf, wenn ich in meine Wohnung zurückkam. Heute hatte ich diese wichtige Regel vergessen.
Eigentlich habe ich in der Depression »Radio und Fernsehen« als anstrengend empfunden. Das Alleinsein in der Wohnung, bei absoluter Stille, war aber eine noch größere Überforderung. So habe ich das kleinere von beiden »Übeln« gewählt und suchte zunächst im Radio Unterhaltungsmusik.
Im Fernsehen suchte ich einen Sender, der einen Unterhaltungsfilm, einen Kinderfilm oder Werbung ausstrahlte. In der Werbung schreien sich die Menschen nicht an, sie geben sich selbstbewußt, lebensbejahend und gutgelaunt. So hatte ich immer mein Ziel vor Augen. Selbst die freundliche Atmosphäre eines Märchenfilms, gehörte zu meiner selbstentwickelten Überlebensstrategie.
Den Fernsehton hielt ich auf eine Lautstärke, die ich kaum verstehen konnte. So versuchte ich, mir durch die Bewegung auf dem Bildschirm und leise Radiomusik eine künstlich-familiäre Stimmung zu schaffen **und war sie noch so gering**.
Obwohl es noch Tag war, machte ich im Wohnzimmer kleine, warme Lichtquellen an. Die Bild-, Ton- und Lichtkulisse sollte mir »Leben in der Wohnung« vortäuschen. Ich wollte nicht allein sein. Ich wollte meine Gesundung erzwingen.
All diese Handlungen, die dem seelisch gesunden Menschen unverständlich sein können, beschützten mich oft davor, meiner Todessehnsucht weitere Nahrung zu geben.
An anderen Tagen habe ich noch mehr »Unverständliches« getan, um zu überleben. Alles was ich tat, hat zumindest die Spitze meines unerträglichen Seelenzustandes entschärft und war somit für den Augenblick nützlich.
So habe ich manchmal, wenn mein Einsamkeitsgefühl akut wurde, ein Erkältungsbad genommen, ohne erkältet zu sein.

Die Wärme des Wassers und die unterschiedlichen Radiosender in der Wohnung, verschafften mir einen leichten Eindruck von familiärer Stimmung und Leben in der Wohnung. Das war es auch, wonach ich mich sehnte.
An anderen Tagen wiederum mußte ich, so schnell ich konnte, ein in meiner Nähe befindliches Möbelhaus aufsuchen.
Ich brauchte dieses Haus nur betreten und ich merkte, wie meine schweren Depressionen leichter wurden. Viele Menschen planten hier ihre Wohnungseinrichtung und kauften Möbel.
Die familiäre Atmosphäre dieses Hauses und das bunte Leben taten mir sehr gut. **»Der Zweck heiligt die Mittel«**, sagte ich mir. So habe ich überlebt.

Der Abend kam, es wurde dunkel und mein Wohnzimmer wurde durch die vielen warmen Lichtquellen, die ich mir geschaffen hatte, behaglicher. Diese Behaglichkeit hatte ich auch den warmen Farbtönen meiner Einrichtungsgegenstände zu verdanken.
Überwiegend waren in meinem Zimmer Farben aus der Natur zu sehen. Helle Grün- und Brauntöne mischten sich mit sandfarbener Tapete. Viele Pflanzen, und ab und zu ein kleiner bunter Einrichtungsgegenstand, gaben mir zumindest den Teil Behaglichkeit, den ich kaufen konnte. Der gemütliche Eindruck wurde durch viele »lebensbejahende Bilder« aus der naiven Malerei abgerundet.
Schwarz oder perlweiß hätte ich in meiner Wohnung überhaupt nicht ertragen können. Grelle, helle Lichtquellen wie z. B. Neonlicht hätten sich mit meiner Sensibilität, die immer Geborgenheit suchte, auch nicht vertragen.
Meine Depressionen hatten etwas an Schärfe verloren. Gegen Abend spürte ich meistens eine leichte Besserung.
Wie ein Messer traf mich plötzlich ein Gedanke, der meine Depressionen schlagartig akut werden ließ. Die leichte Besserung, durch die Abendstimmung hervorgerufen, gab es nicht mehr.
»Warum hat mich unser Hauswart heute nachmittag, nur kurz,

im Vorübergehen, begrüßt? Was hat er gegen mich?« Ich spürte Hitze in mir aufsteigen. Was habe ich ihm getan? Mein Blutdruck erhöhte sich.
Wie schon so oft, spürte ich auch jetzt einen Widerspruch in mir. Einerseits sehnte ich mich nach Gesellschaft, und andererseits versuchte ich dem Hauswart unbemerkt aus dem Weg zu gehen, als ich ihn am Nachmittag traf. Wie im Fieber suchte ich nach einer Antwort, wann ich unseren Hauswart verletzt haben könnte. Ich fand keine Erklärung.
Außerdem fiel mir auf, daß mich heute noch niemand angerufen hatte. Warum nicht? Was habe ich den Menschen getan? Es mußte also mein ganzes Wesen sein, das die Menschen abstößt. Davon war ich überzeugt.
Ich erinnere mich, daß meine Nerven zum Zerreißen gespannt waren.
Mein Spiegelbild gab mir den Rest. Ich sah mehr tot als lebendig aus. Mein Spiegelbild war bestens dazu geeignet, die Depressionen auf die Spitze zu treiben.
Ich mußte mich hinlegen. Wie ein Embryo im Mutterleib rollte ich mich zusammen. Das tat ich immer, wenn ich verzweifelt war.
»Ich kann nicht mehr, das ist das Ende – aus dieser Sackgasse, daß mich niemand beachtet, komme ich nicht wieder raus«, dachte ich.
In den nächsten 30 Minuten mobilisierte ich meine »Kräfte« und rief den Hauswart an.
»Hallo, wie geht es dir«, fragte er mich freundlich. Wir duzten uns. Ein Glücksgefühl durchzog mich. Mit einem freundlichen »Hallo« hatte ich nicht gerechnet.
Ich bot ihm meine Hilfe bei der Programmierung des Videorekorders an, von dem ich wußte, daß er ihn sich in den nächsten Tagen kaufen wollte. Ein schwerer Stein fiel mir von der Seele, als ich später den Hörer auflegte. **Es war also alles in Ordnung.**

In den nächsten Stunden klingelte mein Telefon doch noch. Meine Schwester aus Karlsruhe erkundigte sich besorgt nach

meinem Zustand, den ich ihr auch offen erklärte. Den Freunden, die auch noch anriefen, schauspielerte ich Gesundheit vor.
Ich wollte, daß sie in mir weiter den Menschen sahen, den sie kannten. Ich schämte mich meiner Depressionen.
»Oh Gott, das Leben kann also doch schön sein«, spürte ich plötzlich. Für einen kurzen Augenblick, flammte in mir ein gesundes Lebensgefühl auf. **Kein Mensch hatte mir die Freundschaft gekündigt. Alles wird besser, beruhigte ich mich.**
In einer Katerstimmung ging ich auf den Balkon. »Hallo, wie geht es dir«, hörte ich meinen Nachbarn zu mir sagen.
»Du hast es gut, du bist zu Hause, du hast immer frei, ich muß morgen wieder arbeiten«, rief er mir freundlich zu.
Mein Nachbar wußte, daß ich aufgrund meiner depressiven Erkrankung Frührentner war.
Dann sagte er zu mir: »Du hast doch Zeit, du hast keinen Streß, kannst du morgen einen Weg für mich erledigen?«
Ich sagte, daß ich es gern tun würde.
Die Wahrheit war, daß ich mich weder körperlich noch seelisch imstande fühlte, ihm einen Gefallen zu tun. Die Wahrheit war, daß ich wesentlich mehr Streß spürte als er in seinem Berufsleben. Dennoch, ich konnte meinem Nachbarn keine Absage erteilen. Mit einer Absage hätte ich den Verlust seiner Zuwendung riskiert. Verlust von Zuwendung aber hätte unweigerlich eine Verschlimmerung meiner depressiven Erkrankung bedeutet.
Vorbeugend war ich darum bemüht, gute Beziehungen zu erhalten. Um das harmonische Verhältnis zu meinen Mitmenschen zu festigen, ließ ich mich nicht selten dafür auch ausnutzen.
Ich kannte mich. Wurde mir eine Arbeit oder Beschäftigung zugemutet, die nicht geeignet war, zunächst mein Grundbedürfnis nach Geborgenheit zu bessern, konnte mir diese Tätigkeit eine unerträgliche Belastung werden. Das Gefühl von Geborgenheit dagegen, konnte in mir einen enormen Arbeitseifer erzeugen.

Die Nacht brach an und ich suchte meine Zigaretten.
Nach jeder gerauchten Zigarette wurde mir schlecht, was vermutlich an meiner Magenschleimhautentzündung lag.
Trotzdem, in der Depression, allein in meiner Wohnung, unterlag ich ständig der Nikotin-Versuchung.
Die Zigaretten verstärkten mein Kopfschmerzproblem. Gegen die Kopfschmerzen nahm ich regelmäßig Schmerztabletten. Die Schmerztabletten erzeugten im Laufe der Zeit selbst Schmerzen und ein ständiges Gefühl von Übelkeit. Gegen die Übelkeit nahm ich ein Medikament, das die Magensäure bindet.
Aus diesem Kreislauf der Gifte kam ich keinen Tag heraus, obwohl ich wußte, daß sich mein Körper am wohlsten ohne jedes Medikament und ohne Zigaretten fühlt.
Als ich mich ins Bett legte um zu schlafen, dachte ich mit unglaublicher Angst daran, was mich am nächsten Tag erwarten würde. Ich wußte es aber schon jetzt – nichts anderes als heute.
Welche Gründe sollte es auch geben, mich auf den nächsten Tag zu freuen?
Ich spürte noch, wie meine Seele vor Schmerz »brannte«, und schlief ein, mit der Hoffnung nicht mehr aufwachen zu müssen.

Was sind Depressionen aus meiner Sicht als Patient?

Was sind Depressionen?

Depressionen sind eine außerordentlich schwere Erkrankung des Geborgenheitsgefühls. Mindestens ein Grundbedürfnis in der Seele des Menschen erfüllt sich nicht mehr (z. B. Freude).
Viele Menschen fühlen erst dann »Geborgenheit«, wenn sie sich in eine Lebenspartnerschaft, das Leben, den Alltag, Familie und Freundschaft eingebunden und anerkannt fühlen. Das Gefühl von Geborgenheit verdichtet sich

- durch Gesundheit in der Familie und die der Angehörigen;
- durch soziale Sicherheiten, wie zum Beispiel der Besitz von Wohnraum und Arbeitsplatz.

Das erkrankte Geborgenheitsgefühl kann zeitweise zu einer überintensiven Verzweiflung führen. Der Erkrankte spürt, daß sein mangelndes Geborgenheitsgefühl zu einer unüberwindlichen Dauerbelastung für sein Leben wird, ohne Aussicht auf Entlastung.
Oft sieht der Erkrankte einen nicht mehr aufzuhaltenden Zerfall in seinem Lebenswerk. Der Ansporn und die Lust für etwas zu leben was er gern hatte oder liebte, ist verloren gegangen.
Das, was er so gern mochte im Leben, existiert nicht mehr oder hat sich verändert.
Depressionen sind häufig eine besonders schwere Reaktion auf Verluste. Der seelische Schmerz in der Depression kann vom Betroffenen wesentlich stärker als körperliche Schmerzen empfunden werden.
Depressionen werden von gesunden Menschen oft als eine nicht ernstzunehmende Krankheit betrachtet.
Leider ist es aber so, daß diese Erkrankung oft schwerwiegen-

der ist, als die Umwelt es vermutet. Um die Gesundungszeit zu verkürzen, aber auch, um eventuellen Todeswünschen des Kranken vorzubeugen, braucht der Erkrankte Hilfe.
Wenn der Gesundungsprozeß gut verläuft, können Depressionen eine wichtige Vorbereitungszeit für einen Neuanfang im Leben bedeuten.

Wer kann depressiv erkranken?

Depressionen kann jeder Mensch in jeder Lebenssituation bekommen. Hier gibt es keine Altersgrenze. Ein Mensch kann depressiv erkranken:

- Wenn er eine Veranlagung zu Depressionen hat. Hier schließe ich mit ein, daß ungünstige Lebensumstände, oder eine strenge Erziehung sich im Menschen so verwurzelt haben, daß dadurch seine Sensibilität auf Dauer geprägt wurde. Wer aus einer Familie stammt, in der Depressionen schon bekannt sind, muß aber nicht erkranken. Es ist sicher auch entscheidend, wie das Leben mit einem zu Depressionen veranlagten Menschen umgeht. Eine Depression entsteht in der Regel immer erst dann, wenn mehrere Ursachen hierfür aufeinandertreffen – Ursachen, aus der sozialen Situation sowie aus der seelischen und körperlichen Verfassung.
- Es gibt auch Menschen, die zunächst ohne erkennbaren Grund depressiv erkranken. Erst über eine Therapie werden die Ursachen bekannt.
- Wenn eine körperliche Schwerbehinderung vorliegt und diese Erkrankung seelisch nicht verkraftet werden kann.
- Wenn eine andere organische Erkrankung vorliegt. Fragen Sie hierzu bitte Ihren Arzt.

Ist ein Mensch körperlich gesund – trägt aber eine **Veranlagung** zu Depressionen in sich, so wird diese Erkrankung normalerweise **nicht** ausbrechen, solange der Mensch von schwerwiegenden Verlusten verschont bleibt. Sind diese Verlusterlebnisse in einem relativ kurzen Zeitraum vor der Erkran-

kung erfolgt, so sind die auslösenden Gründe für eine Depression oft klar erkennbar. Häufig jedoch sind die Gründe schwer zu erkennen, weil sie summiert im Bereich des Lebens versteckt liegen.
So ist es also auch möglich, daß zum Beispiel der Verlust eines geliebten Menschen erst viele Jahre später eine depressive Erkrankung auslöst – oder dazu beiträgt.
Schwerwiegende Verlusterlebnisse im Leben eines Menschen können sein:

Verlust durch Tod des Lebenspartners oder eines nahestehenden Menschen;
Verlust von Liebe in einer Partnerschaft, Trennung, Scheidung;
Verlust von Anerkennung und Zuwendung im privaten Lebensbereich;
Verlust von Anerkennung und Erfolg im Berufsleben;
Verlust von Freundschaft oder Kollegialität;
Verlust von Zuneigung der eigenen Kinder oder anderen Familienmitgliedern;
Verlust von körperlicher Gesundheit;
Verlust der körperlichen Unversehrtheit;
Verlust des Arbeitsplatzes;
Verlust der Wohnung;
Verlust von Besitz – Eigentum;
Verlust des Selbstwertgefühls;
Verlust der Heimat – oder der gewohnten Umgebung;
Verlust der Menschenwürde;
Verlust von Illusionen, die man sich im Leben gemacht hat.

Das Gefühl, nicht mehr »gebraucht« zu werden, an äußerem Aussehen verloren zu haben, oder das Gefühl, daß das Leben nicht mehr so inhaltsreich wie in früheren Zeiten ist, deutet ebenfalls auf einen **»Verlust«** hin. Es ist der **Verlust** eines gewohnten Lebensgefühls oder eines Lebensstils.

Was fühlt der Erkrankte aufgrund seiner Verlusterlebnisse?

In schweren Fällen kann sich folgende Gefühlswelt im Kranken festigen:
Der Mensch fühlt sich nicht mehr in das Leben, die Familie und den Alltag eingebunden. Eine grauenvolle »Leere« legt sich in die Seele. Das Gefühl, von bestimmten Menschen angenommen, anerkannt oder geliebt zu sein, scheint unwiederbringlich verloren.
Das Geborgenheitsgefühl im Menschen wird regelrecht zerrissen. Es geht auch sehr oft verloren, wenn ein Mensch sich über eine längere Zeit durch starke Gemütsbewegungen, Sorgen und Angst gequält fühlt. Zu starken Gemütsbewegungen kann es auch kommen, wenn ein Mensch plötzlich fühlt, daß er die Hauptaufgabe seines Lebens erfüllt hat. Der Übergang in ein Rentner-Dasein wirkt auf einige Menschen wie ein Vorzimmer des Todes. Das Leben scheint sinnlos und unausgefüllt.
Die seelische Bindung an feste Gewohnheiten des bisherigen Lebens, war **vor der Erkrankung** überstark vorhanden. Diese Bindung wurde ohne Aussicht auf »Rückkehr in das bisher gewohnte Leben«, unterbrochen.

In der Depression stellt sich die Frage, ob man es im Leben versäumt hat, rechtzeitig die richtigen Entscheidungen zu treffen. In der Depression kann sich auch ein Schuldgefühl, »im Leben versagt zu haben«, entwickeln. Das Gefühl von der »eigenen Wertlosigkeit«, läßt sich nicht mehr ohne Weiteres durch ein vernünftiges Gespräch und gutgemeinte Ratschläge beseitigen.
Das Gefühl, sich wie ein »Aussätziger« unter gesunden Menschen bewegen zu müssen, hat sich wie ein schwerer Anker in der Seele verhakt.

In der Depression kommt nicht nur das auslösende Ereignis, das zur Erkrankung führte, zum Ausbruch, sondern bei vielen Menschen auch die Vergangenheit mit einer unübersehbaren Summe von seelischen Verletzungen.

Läßt sich eine Veranlagung zu Depressionen erkennen?

Es gibt eine Reihe von Merkmalen, die auf eine mögliche Veranlagung zu Depressionen schließen lassen.
Typisch depressive Charaktereigenschaften sind:
Hohe Sensibilität.
Depressiv veranlagte Menschen versuchen, Konflikte gar nicht erst entstehen zu lassen und sind gegebenenfalls besorgt um Wiedergutmachung bemüht. Häufig haben sie ein gutes Gespür für die Bedürfnisse anderer Menschen.
Selbstliebe fällt ihnen schwer. Sie sind übertrieben schnell dabei, die Fehler für ein Mißgeschick bei sich selbst zu suchen. Das heißt, sie fühlen sich für vieles, was um sie herum passiert, verantwortlich.
Ich selbst litt viel unter Stimmungsschwankungen. Diese Schwankungen waren ausschließlich von der Zuwendung oder auch Gemütslage anderer Menschen abhängig. Bereits ein kleiner Ärger konnte meine Seele stärker schmerzen lassen, als die Angelegenheit es wert war. Ständig versuchte ich, mir diese Schwankungen nicht anmerken zu lassen.

Weitere Merkmale sind: Die Neigung, im Mittelpunkt stehen zu wollen. Starkes Bedürfnis nach Anerkennung, Neigung zum Perfektionismus und Selbstmitleid.
Depressiv veranlagte Menschen überfordern sich oft vor Ausbruch der Erkrankung. Sie versuchen beispielsweise täglich ein Programm zu bewältigen, das ihre seelischen und körperlichen Kräfte übersteigt. Sie sind leistungsstark und geben keine Ruhe, bis dies oder das erledigt ist. Manche von ihnen

arbeiten wie besessen, weil sie ihre Depressionen bereits spüren. Durch pausenlose Arbeit glauben sie, den Ausbruch der Krankheit verhindern zu können.
Trotz aller Mühen hat der Depressive stets das Gefühl, »Die anderen schaffen alles, ich schaffe nichts.«
Depressiv veranlagte Menschen wenden viel Zeit auf, um sich die Zuneigung anderer Menschen zu sichern. **Damit haben wir so viel zu tun**, daß es uns nicht immer leicht fällt, zum richtigen Zeitpunkt unsere eigenen Interessen zu verwirklichen.
Es ist mitunter auch möglich, daß wir den Menschen, die wir am meisten brauchen, eine gewisse Ergebenheit zeigen.
Fantasie und künstlerische Begabung sind nicht selten. Oft konnten wir unsere Talente im Beruf oder in der Freizeit nicht verwirklichen.
Wir können zu nachdenklich, einfühlsam und übertrieben hilfsbereit sein. Wir können schlecht »Nein« sagen – andererseits sehen wir uns als »Opfer«, wenn wir uns ausgenutzt fühlen.
Um Anerkennung und Zuneigung der Mitmenschen nicht zu verlieren, machen sich Menschen mit depressiven Charaktereigenschaften oft »unentbehrlich«. Das Gefühl »unentbehrlich zu sein«, kann zeitweise helfen, den Ausbruch von Depressionen hinauszuzögern.
Zu Depressionen veranlagte Menschen streben ständig nach Harmonie unter den Mitmenschen. Die Sehnsucht nach Harmonie steigert sich in der Depression, weil bei dieser Erkrankung das gesamte Gefühlsleben in seiner Intensität zunimmt.
Wir sind pflichtbewußt und voller Selbstzweifel. Ob im Haushalt, der Ehe oder Beruf – wir lieben Ordnung, Zuverlässigkeit und meistens auch Fürsorge. Wir erwarten nicht selten eine zu hohe Vollkommenheit von uns selbst.
Unsere Forderungen an das Schicksal sind oft übertrieben. Unsere Stimmung bewegt sich häufig zwischen Wunschdenken und Enttäuschung.
Wir besitzen eine tiefe Erlebnisfähigkeit. Das betrifft Enttäu-

schungen oder auch Freude. Das heißt, kleine Enttäuschungen empfinden wir wesentlich zu schwer. Freudige Ereignisse können wir ungewöhnlich tief empfinden.
In gesunden Zeiten können wir eine humorvolle Art ausstrahlen.
Eine humorvolle und gleichzeitig depressive Veranlagung schließen sich gegenseitig nicht aus.
Im Gegensatz zu den Frauen sollen angeblich mehr die Männer ihre depressiven Gefühle verstecken. Damit versuchen sie, den allgemeingültigen Vorstellungen von Männlichkeit gerecht zu werden – nur keine Schwäche zeigen.
Unsere Gefühlswelt kann sich deshalb auch schmerzvoll entwickeln, weil wir uns in wichtigen Lebensbereichen zu hohe Illusionen gemacht haben.
Hierzu zählt die Illusion von einer perfekten Partnerschaft. Ich habe zum Beispiel zu stark darauf vertraut, daß ich das, was ich mir im Leben aufgebaut habe, nicht verlieren kann.
So geht es auch anderen Menschen. Daß man den Ehepartner, die Arbeitsstelle, die Wohnung oder einen Angehörigen verlieren kann, wurde in die Lebensplanung nicht einbezogen. Deswegen hat sich die Seele gegen Schicksalsschläge dieser Art nie abgesichert.
Wenig im Leben verläuft aber so, wie wir es uns wünschen. Viele Erwartungen, die wir hatten, sei es vom Leben, von der Partnerschaft und vom Berufsleben, wurden nicht erfüllt.
Ein zu Depressionen veranlagter Mensch hat nie gelernt, seine Gefühlswelt auszuleben. Weil er große Angst hat, von den Menschen zurückgewiesen zu werden, riskiert er wenig, hält oft seine wirkliche Meinung zurück – er leidet lieber.

Der Erkrankte kann völlig gesund werden

Selbst schwere Depressionen können sich völlig zurückbilden.
Auch wenn diese Krankheit Jahre anhalten sollte, was vorkommt, bleibt von ihr nichts zurück.

Alle ursprünglichen Kräfte und Fähigkeiten sind wieder vorhanden.
Auch bei mir war es so. Wer mich nicht kennt, würde nicht vermuten, daß ich lange Zeit an schweren Depressionen erkrankt war. Ich fühle mich wieder gesund. Ab und zu allerdings bin ich verunsichert, ob diese Erkrankung nicht zurückkommen wird.
Es gibt depressiv erkrankte Menschen, die eine Behandlung ablehnen, weil sie sich als Versager und wertlos fühlen. Sie fühlen sich mitunter für Ereignisse schuldig, an denen sie auch bei objektivster Betrachtung keine Schuld haben können. Deswegen meinen einige der Betroffenen, Strafe statt Behandlung verdient zu haben. Mit Geduld muß versucht werden, dem Erkrankten diesen Irrtum zu nehmen.
Den erkrankten Menschen sollte immer wieder gesagt werden, daß sie sehr gute Aussichten haben, völlig gesund zu werden. Obwohl die meisten der Erkrankten diese gute Nachricht nicht glauben, werden sie diesen Zuspruch aber auch nicht vergessen. Erst wenn der Erkrankte wieder gesund ist, wird er zugeben, daß ihm die Zuversicht aller helfenden Personen doch eine Hilfe war.

Der depressiv Erkrankte ist kein schwacher Mensch

Der Kranke wird oft im Bett gesehen, wo er vor sich hinstarrt, schläft, oder wenn man ihn anspricht, zu weinen anfängt. Damit sind für einige Menschen die Voraussetzungen erfüllt, in dem Erkrankten einen »Schwächling« zu sehen.
Außenstehende sehen diese Erkrankung mitunter auch als »launischen Seelenzustand« an, der nur durch den Erkrankten selbst, mit mehr Willen, Widerstandskraft und weniger Selbstmitleid, bekämpft werden kann.
Diese Einschätzung ist falsch, sie ist sogar gefährlich und kann die Situation des Erkrankten wesentlich verschlimmern.
Der depressiv Erkrankte ist in der Regel ein leidensfähiger Mensch.

Der depressiven Erkrankung geht häufig ein langer Katalog von Überforderungen voraus.
Das heißt, oft hat der Erkrankte unzählige Konflikte über einen erheblichen Lebenszeitraum ausgehalten. Er war **zu lange** »stark« im Leben. Schlimme Ereignisse und eine Summe von Verletzungen hat er vielfach, von den Mitmenschen unbemerkt, still ertragen.
Was der Erkrankte jetzt in der schweren Depression an seelischen, aber auch vielfach körperlichen Schmerzen täglich aushalten muß, sprengt jedes gesunde Vorstellungsvermögen. Diese Krankheit kann man kaum überstehen, wenn man »schwach« ist. Der Erkrankte hat nie Urlaub, Sonn- oder Feiertage. Diese seelische Erkrankung kennt keine »Mittagspause« oder gesunden Schlaf.
Ich habe das Leben des depressiv Erkrankten immer mit einem kräftigen Baum verglichen. Nicht der Grashalm knickt im Sturm, sondern der Baum. Irgendwann einmal konnte auch der Erkrankte nicht mehr weiter. Er ist, einfach gesagt, umgefallen. Das, was ihn ein Leben lang bedrückt hat, wußten die wenigsten Menschen seines Umkreises.
Als ich noch im Arbeitsleben stand, spürte ich trotz Ärger, Arbeitstempo und beruflichen Sorgen wesentlich weniger Streß, als in der depressiven Erkrankung.
»Streß ist das, was jeder einzelne als Streß empfindet«, habe ich gelesen, und dieser Erkenntnis möchte ich mich anschließen. Wenn ein Mensch Streß fühlt, dann ist es auch Streß.
Ein Mensch, der diese Erkrankung aushält oder immer wieder Anlauf nimmt, gesund zu werden, sollte nicht als »schwach« bezeichnet werden.

Depressionen bedeuten Antriebslähmung

Immer wenn ich nur spürte, daß mich ein depressiver Schatten verfolgt, merkte ich auch gleichzeitig die Gefahr einer Antriebslähmung in meiner Arbeitsbereitschaft. Ich mußte dann, so schnell ich konnte, mit Kollegen sprechen oder zum Beispiel mit Freunden telefonieren.

Erst wenn ich durch diese Gespräche den Eindruck hatte, daß keine Störung in unserem Verhältnis zueinander vorlag, löste sich dieser »Schatten« auf. Meine Welt war wieder für Stunden in Ordnung – oder auch für einen Tag.

Nach kurzer Zeit kamen meine Zweifel in verblüffender Regelmäßigkeit wieder. Erneut hatte ich Bedenken, ob nicht doch in den Beziehungen zu meinem Umkreis harmonische Störungen vorlagen. Ständig kontrollierte ich, ob ich von den Menschen noch angenommen oder bereits abgelehnt wurde. Meine Zweifel haben sich ausnahmslos als unbegründet erwiesen. Alles, was ich befürchtete, traf nie ein. Ich sorgte mich umsonst.

Hauptaufgabe meines Lebens war somit ein unermüdlicher Kampf gegen die Angst vor einer möglichen Einsamkeit. Das war rückblickend betrachtet eine unbeschreibliche Belastung. Hinzu kam natürlich der normale Arbeits- und Alltagsstreß, den jeder Mensch bewältigen muß.

Eine leichte Unlust, normale Alltagsarbeit wegen fehlender Harmonie und Zuwendung verrichten zu können, kann auch zeitweise ein seelisch gesunder Mensch spüren. Die zu Depressionen veranlagten Menschen empfinden Mangel an Harmonie und Zuwendung aber wesentlich öfter und erheblich intensiver.

Schwere und akute Depressionen habe ich wie einen Schlaganfall der Seele empfunden.

So wie der körperliche Schlaganfall eine körperliche Lähmung erzeugen kann, so kann der »seelische Anfall«, eine unterschiedlich schwere Antriebslähmung hervorrufen. Das heißt, der Antrieb der Kranken, sich selbst zu helfen, kann regelrecht erstarren.

Je nach Schwere der Erkrankung wird die notwendige Selbsthilfefähigkeit geschwächt. Man kann nicht mehr zuversichtlich, kräftig und entschlossen handeln.
Diese Antriebslähmung ist typisch für eine Depression. In dieser Antriebslähmung liegt ja das verzweifelte Unglück der Depressiven. Wäre diese angstumhüllte Lähmung nicht, könnten sie allein ihr Leben neu ordnen.
Ich empfand die depressive Angst als menschenunwürdig. Wenn meine Angst einmal weniger wurde, hatte ich schon wieder Angst vor der Stunde, in der sie wieder zunehmen würde.
Einmal wurde ich gefragt, ob sich das Angstgefühl in der Depression beschreiben läßt? Dafür nenne ich die Vergleiche im folgenden Kapitel.

Das Angstgefühl in der Depression

Vergleich 1
Ich war ca. 6 Jahre alt, als ich in einem großen Strandbad plötzlich meine Mutter nicht mehr sah. Ich hatte mich verlaufen. Für Sekunden war ich erstarrt. Ich dachte, ich würde meine Mutter nie wiedersehen. Nachdem sich meine Erstarrung gelöst hatte, weinte ich. Vielleicht hätte ein anderes Kind an meiner Stelle die Mutter gesucht. Ich tat es nicht.
Antriebsgelähmt setzte ich mich in den Sand und weinte.
Die erste angstvolle Erstarrung, als ich
– meine Mutter nicht mehr sah und
– danach in Tränen aufgelöst nicht wußte, was ich tun sollte,
ist von der Erregung und vom Angstgefühl her ähnlich in der Depression. Es gibt nur den Unterschied, daß sich dieses Gefühl in der Depression nicht kurzfristig auflöst. Die antriebsgelähmte Angst bleibt in der Seele fest verankert und wird später durch ein apathisches Gewohnheitsgefühl begleitet.
Das Angstgefühl ist also in der Depression zeitlich nicht begrenzt, wie meine Situation im Strandbad. Durch die Aussichtslosigkeit, diese Angst jemals loszuwerden, entsteht eine

überintensive Verzweiflung, die den Körper schwächt und Gedanken an eine Selbstaufgabe stärken kann.

Vergleich 2
Ein Polizist überbringt einer Mutter die Nachricht, daß ihr Kind soeben tödlich verunglückt ist. Die Mutter erstarrt für einen Augenblick. Diese anfängliche Erstarrung ist im Wechsel mit Gefühlsausbrüchen in der Depression sehr ähnlich. Auch die **Art und die Stärke des Schmerzempfindens halte ich für vergleichbar**, obwohl die oder der Erkrankte nicht unbedingt eine Todesnachricht erhalten haben muß.

Vergleich 3
Natürlich haben Depressionen mit starker Eifersucht nichts zu tun. Ich nenne den Vergleich nur, weil der stechende Schmerz und das ohnmächtige Gefühl, nichts tun zu können, in der Depression ähnlich ist.
Dieser Vergleich bezieht sich also nur auf das »Pieken« in der Seele, das in der Depression aber noch wesentlich stärker als in der Eifersucht werden kann und später zur »Gewohnheit« wird.
In der schweren Depression hatte ich auch oft den Verdacht, daß sich so Menschen in einem Flugzeug fühlen müssen, denen gerade gesagt wird, daß eine Notlandung bevorsteht.
In der Depression gibt es nur wieder das Problem, daß sich diese ängstliche Erstarrung nicht mit gutgemeinten Ratschlägen auflösen läßt. Die Erkrankten brauchen eine Gesundungszeit, in der sie nicht kritisiert werden. Sie brauchen praktische Hilfe, Liebe oder zumindest viel Zuwendung. Nur so löst sich allmählich ihr Angstgefühl – nur so kann oftmals ihre Selbsthilfefähigkeit gefördert werden.
Häufige Ratschläge an die Erkrankten wie

»Da mußt du schon selber wieder raus«
»Da hilft nur Arbeit, du mußt etwas tun«,

appellieren an ihren Verstand und ihre Vernunft.

An den Verstand und die Vernunft der Kranken läßt sich aber in vielen Fällen nur noch sehr schwer appellieren. Viele der Erkrankten werden solche Appelle ignorieren, weil sie einfach nicht anders können.
Ich weiß, daß die Kranken mithelfen müssen, ihr Leben neu zu gestalten. Über Jahre, oft in einer Art Halbschlaf, habe ich nach Lösungen gesucht, die mir aus dieser Lebenskrise heraushelfen sollten. Hätte ich meine Ideen ohne weiteres verwirklichen können, wäre mein Gesundungsprozeß sehr viel schneller verlaufen. Mein gelähmter Antrieb jedoch war eine zeitraubende Blockade auf dem Weg in die Gesundheit.

Depressionen und die Qual am Arbeitsplatz

Es ist die Angst vor dem Wochenbeginn, die berufstätige Menschen oft bedrückt. Am Sonntag beginnt die Angst vor dem Montag. Viele Menschen leiden unter Leistungsdruck. Hinzu kommt der Ärger mit Vorgesetzten und Kollegen. Wer jetzt noch unter einer depressiven Erkrankung zu leiden hat, kann sein Leben schon bald als unerträglich empfinden.

Nicht jeder Mensch hat die Veranlagung, sich zu wehren, wenn Kollegen das Betriebsklima in eine »Giftküche« verwandeln. Durch ein erfülltes Berufsleben könnten Menschen mit leichten Depressionen einen wohltuenden Einfluß auf ihre Seele spüren, wenn es nicht Kollegen gäbe, die das Leben am Arbeitsplatz unerträglich machen. Das gleiche gilt für Menschen, die nicht depressiv erkrankt sind, aber eine entsprechende Veranlagung in sich tragen.

Ich habe in einem solchen Betriebsklima gearbeitet. Ich fühlte mich täglich überfordert, weil hierdurch meine Gedanken anhaltend von meiner eigentlichen Arbeit abgelenkt waren. Ein Mitarbeiter wurde lächerlich gemacht – ein anderer wurde »wie Luft« behandelt – oder es wurden seine Arbeit und das Privatleben kritisiert.

Meine Leistungsgrenzen waren völlig überfordert, durch die Angst, die einige Kollegen mit ihren unaufhörlichen »Sticheleien« und ihrer ständigen Kritik verbreiteten.

In diesem Klima spürte ich meine depressive Erkrankung doppelt stark. Ich befürchtete

- den eigentlichen Arbeitsanfall nicht mehr zu schaffen;
- die Erwartungshaltung meiner Vorgesetzten nicht erfüllen zu können;

– und spürte, wie ich mich zunehmend auch körperlich schwächer fühlte.

Depressiv erkrankte oder veranlagte Menschen, die in einem solchen Betriebsklima arbeiten, ertragen eine körperliche und seelische Mehrbelastung, die im Laufe der Zeit durchaus zu Krankmeldungen führen kann.

Die gequälten Menschen leiden nicht selten unter Schlaflosigkeit, Magengeschwüren, Kopfschmerzen, bis hin zu Selbstmordgedanken.

Wenn Menschen mit einer Veranlagung zu Depressionen am Arbeitsplatz ständig Angriffen, abwertenden Blicken oder Intrigen ausgesetzt sind, fällt ihre Leistungskraft ab. Daran ist kein Zweifel möglich. **Das ist Kraft, die eigentlich für die beruflichen Aufgaben benötigt wird.**

Das Intrigenspiel kurbelt außerdem einen Kreislauf an, der sich im Privatleben der Betroffenen weiter auswirkt. **Gerade die zu Depressionen veranlagten Menschen können sich in ihrer Freizeit von den Geschehnissen am Arbeitsplatz gedanklich nicht lösen.**

Bereits der abwertende Blick eines Kollegen oder Vorgesetzten kann zu Zwangsgrübeln und Schlaflosigkeit führen. Angst und Schmerzen sind nicht selten die Folgen. Das wiederum kann zum erhöhten Alkoholkonsum oder zur erhöhten Medikamenteneinnahme führen. Oft entsteht hieraus eine Abhängigkeit.

Es ist in vielen Betrieben so, daß Mitarbeiter von anderen Kollegen mehrfach am Tag beurteilt, verurteilt oder »an den Rand gedrängt werden«. Ich habe mitangesehen oder selbst spüren müssen, wie die anhaltenden Vorurteile der Intriganten

- den Weg zur Arbeitsstelle erschweren,
- ein Wegbereiter in die Depression sein können,
- eine depressive Erkrankung vertiefen,
- die Heilung einer Depression erheblich behindern oder gar unmöglich machen.

Ein konzentriertes Arbeiten war nicht mehr möglich.

Zu Haus suchte ich in täglicher Verzweiflung nach einem Ausweg aus meiner Erkrankung. Dabei wußte ich nie, ob ich mich zunächst auf die quälende Einsamkeit oder auf die quälenden Intrigen der Kollegen konzentrieren sollte.

Im Büro litt ich
- unter meiner Depression,
- unter Leistungsabfall – gleichzeitig unter stark erhöhtem Leistungsdruck,
- unter ständiger Angst, daß bestimmte Kollegen meine körperliche und seelische Schwäche erkennen und ausnutzen.

Die Intriganten waren aus meiner Sicht körperlich und seelisch gesunde Menschen. Aus ihrem Blickwinkel hatte jeder andere Mensch so zu funktionieren wie sie selbst. Seelische Krankheiten gab es aus ihrer Sicht nicht. Seelische Erkrankungen waren für sie »Einbildung«, eine Frage der falschen Lebenseinstellung oder eine Ausrede für »faulkrank«.
Um die an mich gestellten Arbeitsaufgaben zu erfüllen, aber auch um den Intriganten gegenüber sicherer auftreten zu können, habe ich mich zunehmend mit Schmerztabletten »in Form« gebracht. Ich wurde schmerzmittelabhängig und habe meine Nieren und Leber geschädigt.
Mein Kopfschmerzproblem, meine Ängste, Leistungsdruck und der Ärger im Büro, waren nicht mehr auszuhalten.
Um die Intriganten vorbeugend zu besänftigen, haben manche der Betroffenen Gefälligkeiten für sie erledigt. Auch das half nicht immer. Wer nicht »gut drauf« war, wurde fertig gemacht.
Irgendwann merkte ich, wie ich die größer werdenden Arbeitsberge von links nach rechts schob. So sehr ich mich auch mühte, ich konnte mich nicht mehr konzentrieren. Ich nahm die Akten mit nach Haus. In meiner Freizeit versuchte ich, daß Versäumte aufzuholen. Ich schaffte es nicht. Die depressive Erkrankung war zu stark.

Einsamkeit, mangelnde Freude und Anerkennung, die Stille in der Wohnung, fehlende Harmonie unter den Kollegen, hatten ein seelisches Wrack aus mir gemacht.
Hinzu kamen die anhaltend körperlichen Schmerzsymptome und eine unbeschreibliche Kraftlosigkeit. Alles, was früher stark und ausdauernd in mir war, gab es nicht mehr. Ich fühlte mich nach einem jahrelangem Kampf »zerbrochen«.
Depressiv erkrankte Menschen sollten prüfen, ob sich Probleme im Arbeitsleben mit Vorgesetzten und Kollegen besprechen lassen. Ich habe es einmal erlebt, daß eine Aussprache hilfreich sein kann.
Vorgesetzte und Kollegen sollten wissen, daß ein depressiver Mensch, solange die Erkrankung anhält, nicht ausgebildet werden sollte.

Ein zweiter Tag in der Depression – in meiner Wohnung

»Entweder ich werde von allein an dieser Krankheit sterben, oder ich finde eine Möglichkeit, noch einmal zu leben ... beides liegt so weit entfernt.«
Als ich so grübelte, sah ich mich mit meiner ehemaligen Lebenspartnerin und ihrer Tochter an einem Strand liegen.
Mein unbekümmertes Lachen damals ...
Mein Gefühl konnte es nicht mehr nachvollziehen.
»Wenn ich es nicht schaffe, mich selbst zu töten, muß ich irgendwie aus dieser kranken Gefühlswelt herauskommen. Hier aber rauszukommen, übersteigt meine Kraft. Was nun? Ich bin ein Gefangener meiner verrückten Gefühlswelt«, dachte ich.

»Wenn du deine Einstellung zum Leben änderst, kannst du auch nicht seelisch krank werden«, hörte ich in Gedanken jemand zu mir sagen. »Es ist alles eine Frage der inneren Einstellung!«

»Wer war das, wer hat das zu mir gesagt?«
»Ich bin doch kein Radioapparat, bei dem sich irgend etwas einstellen läßt... Nein, der Vergleich hinkt, ich kann mich nicht konzentrieren.« Mein Kopf schmerzte.
»Also noch einmal – ich muß aus dieser kranken Gefühlswelt heraus. Das geht aber nur, wenn ich einen Weg finde, nicht mehr an die Vergangenheit, Zukunft, die Seele und Krankheiten denken zu müssen. Ist das richtig?«
»Mir antwortet niemand, deswegen bin ich so unglaublich schwer krank.« Wie jeden Tag suchte ich vergeblich eine Möglichkeit, meine Erkrankung abzuschütteln. Wie gewohnt lag ich auf meiner Couch. Durch mein Wohnzimmerfenster sah ich, daß es regnete.

Es war ungefähr 9 Uhr früh, ein Wochentag im Spätherbst 1991.
»Was soll ich jetzt machen? Ich weiß nicht, was ich machen soll!«
Meine Brust, meine Arme – alles schmerzte in meiner Hilflosigkeit, nichts mit meiner Zeit anfangen zu können. »Alles, was mir jetzt bleibt, ist, in den nächsten 12 Stunden vor mich hinzustarren«, dachte ich.
Die Frage, ob Depressionen auch mit dem Begriff »Langeweile« erklärt werden können, hatte ich schon oft geprüft und mit »Nein« beantwortet. Eine sinnvolle Beschäftigung oder mein früheres Arbeitsleben, hätten mir in meiner augenblicklichen Situation auch nicht geholfen.
Lange Zeit hatte ich mich mit Depressionen ins Büro geschleppt, ohne hier Besserung zu spüren. Oft habe ich erfolglos versucht mein Hobby auszubauen. Was habe ich nicht alles im Kampf um die Wiederherstellung meiner Gesundheit probiert und bin zunächst gescheitert. Meine gequälte Seele ließ sich so nicht beeinflussen.

Meine Gefühlswelt verlangte zuerst häusliche Geborgenheit. Sie verlangte nach einem Ende meiner Einsamkeit.

Ich fühlte, daß ich ein komplizierter Fall war. Meine Seele ließ sich einfach nicht durch beliebige Ablenkung überlisten.
Genau aus diesem Grund hätte mich auch kein Haustier aus der Einsamkeit befreien können. Das betrübte mich besonders, denn ich hatte Haustiere sehr gern. Über 17 Jahre hatte ich eine schwarz-weiß gefleckte Katze.
Ich weiß aber, daß anderen depressiv erkrankten Menschen, ein vertrautes Haustier eine große oder entscheidende Hilfe sein kann. Das muß ausprobiert werden.
Meine Natur jedoch verlangte erst einmal die Geborgenheit menschlicher Nähe. Ich hatte nie im Leben Depressionen, wenn ich mich um Menschen sorgen konnte, die mir das Leben anvertraut hat und die mich mochten.
»Nein, das ist es nicht allein, es ist nicht nur die fehlende Le-

benspartnerin – ich bin unheilbar krank, da hilft auch kein Mensch an meiner Seite«, fuhr es plötzlich in mir hoch.
»Oh Gott, diese ewige Unruhe, diese unterschiedlichen Ansichten, Gedanken und Sorgen in mir. Warum kann ich nicht ein Buch lesen oder einen Fernsehfilm sehen?« Es ging nicht.
»Niemand merkt, daß ich an der Einsamkeit ersticke. Am Nachmittag wird mich vielleicht mein Bruder besuchen. Er wird ca. 30 Minuten bei mir bleiben. Kann mir jemand sagen, was ich danach machen soll?«
Mein Blick fiel auf einen Tageskalender. Außer der Datumsanzeige enthielt dieser Kalender noch für jeden Tag eine andere »Lebensweisheit«.
Diese ganze Flut von angeblichen »Lebensweisheiten«, die Trost und Hilfe in der Verzweiflung sein sollen, haben meine Neigung zu Depressionen weder günstig beeinflussen, abwenden noch heilen können. »Ich will kein weiser Mann werden«, dachte ich – »ich will gesund sein und leben.«
Wieder sprangen meine Gedanken hin und her. »Ich bin gar nicht unheilbar krank.
Oder? Mache ich einen Denkfehler? Reicht die Nähe einer Lebensgefährtin aus, um von dieser Krankheit erlöst zu werden?« Wie schon an hundert Tagen zuvor beschäftigte mich diese Frage mit panischer Angst, weil ich hier den Schlüssel zu meiner Gesundheit vermutete.
»So einfach ist das alles«, dachte ich. »Ich brauche nur eine Lebenspartnerin.« Minuten später hatte ich wieder Zweifel. Die Depressionen vertieften sich, weil ich von meiner Unfähigkeit überzeugt war, eine richtige Idee zu haben.
Ich war sicher, daß mich keine gesunde Frau lieben oder sympathisch finden würde. Dafür gab es viele Gründe.
Mein äußeres Aussehen hatte sich enorm verschlechtert.
Außerdem…, da gab es noch ein Problem mit meiner Sexualität. Einerseits spürte ich eine Überpotenz – andererseits war da mein ständiges »Versagen«.
War ich wirklich impotent, oder war es wieder nur die Seele, die hier verrückt spielte?
»Mit diesem Problem brauche ich gar nicht erst anfangen, eine

Frau zu suchen«, dachte ich. Meine depressive Angst vertiefte sich immer, wenn mich dieses Thema beschäftigte.
»Ich bin niemals impotent, dazu kenne ich mich zu gut!
Warum dann aber mein »Versagen«? Von zwei Lebenspartnerinnen wurde ich deswegen verlassen.« Wieder kam dieses Gefühl in mir hoch, für »alle Zeiten« auf dieser Welt verloren zu sein.
Nach etwa einer Stunde war ich bei einem Fotografen, nicht weit von meinem Wohnhaus entfernt. »Ich möchte gern 20 Paßbilder von mir«, sagte ich.
Aus einem plötzlichen Auftrieb heraus hatte ich zum wiederholten Male beschlossen, über die Bekanntschafts- und Heiratsanzeigen der Zeitungen eine Lebenspartnerin zu finden. Der Fotograf kannte mich schon. Er fragte mich nie, wofür ich so viele Bilder brauche. Ich denke aber, er wußte es. Einmal im Monat ließ ich 20 Paßbilder von mir anfertigen.
Als ich später die Bilder in der Hand hielt, wollte ich meinen Plan, eine Partnerin zu suchen, wieder umwerfen. »Es ist kein Wunder, daß ich noch keine Frau gefunden habe«, dachte ich, »die Bilder werden nicht besser.« Auch mit den heutigen Bildern werde ich keine Lebenspartnerin finden, davon war ich überzeugt.
Enttäuscht, wie erstarrt stand ich an einer Bushaltestelle in Berlin-Spandau und wollte so schnell wie möglich in mein Wohnzimmer zurück.
Das Warten auf den Bus machte mich übernervös. Der Verkehr, die Menschen, das Leben auf der Straße, alles betrachtete ich aus einem Blickwinkel, der mich heute noch erschauern läßt. Die Welt hatte ihre Farbe verloren.
Menschen, Autos, alles bewegte sich aneinander vorbei. Wind und Regen machten mir zu schaffen.
»Oh Gott, was ist das für eine Welt!« Die Menschen taten mir leid. Es kam mir vor, als wären sie alle allein. Niemand schien sich zu kennen. »Warum ist das so? Warum können wir nicht in etwas mehr Gemeinschaft zusammenleben? Gibt es Gemeinschaftssinn und Harmonie nur in den armen Ländern unserer Welt?«

Meine Gedanken wechselten zum Fotohändler. Er war freundlich zu mir. Ist es für diesen Mann denn nicht furchtbar, heute und morgen weiter freundlich sein zu müssen? Er muß doch das gleiche wie ich spüren, warum lacht er also?
Daß andere Menschen imstande sind, Lebensfreude zu empfinden, erschien mir rätselhaft.
In schwer depressiven Stunden hatte ich Zweifel, ob sich die Menschen ihre »Lebensfreude« nicht gegenseitig vorspielten?
»Wie ist es nur möglich, keine Depressionen zu haben«, fragte ich mich.
Aus dieser Unsicherheit heraus wagte ich mich nie, »ein bekanntes Gesicht« auf der Straße anzusprechen. Ich wollte die Menschen in ihrer »eigenen Depression« nicht stören und ging ihnen aus dem Weg.
An anderen Tagen wiederum überlegte ich, ob die Lebensfreude der Menschen nicht doch echter ist, als ich es wahrhaben wollte?
Wo immer ich auch Lebensfreude sah, tat es mir gut. Ich konnte sie mir nur nicht erklären. Sie war unerreichbar für mich.
Wenn ich lachende Menschen sah, kam kein Neid in mir auf. Ich spürte nur eine verstärkte Sehnsucht nach Gesundheit.

Der Bus kam nicht – ich hatte tiefe Depressionen.
Ich fühlte mich so fremd auf der Straße, als wenn ich gerade eine lange Grippezeit im Bett überstanden hatte und nun erste Gehversuche auf der Straße machte. Es war eine Begleiterscheinung der Depression. Das Gefühl kannte ich gut.
Ich spürte, wie eine Frau, sie stand nur wenige Meter von mir entfernt, mich kurz ansah. Sie war wohl etwas jünger als ich.
Was passiert, dachte ich, wenn ich ihr sage, daß ich Depressionen habe und diesen Zustand nicht mehr ertragen kann? Wie wird sie reagieren, wenn ich ihr meine Situation erkläre und um Hilfe bitte?
»Das Gemeinschaftsgefühl unter den Menschen reicht so weit, daß man die Gesetze befolgt und gemeinsam bei ›Grün‹ über

die Straße geht«, dachte ich. »Warum also, sollte mir diese Frau auch nur einen Augenblick zuhören – sie wird mich für verrückt halten. Gott, bitte hilf mir doch. Meine Seele ist eingeschnürt. Ich kann kaum noch atmen. Die Seele tut weh – jede Sekunde!«

Der Bus kam nicht. Auf der anderen Seite, in entgegengesetzter Richtung, kamen die Busse im Minutenabstand.

Das ist typisch für mich. In der einzigen Stunde, die ich in dieser Woche unterwegs bin, kommen aus irgendeinem Grund die Busse nicht. Plötzlich stellte ich fest, daß meine Nerven völlig am Ende waren. Ich stellte fest, daß ich ein Versager und voller Widersprüche bin. Ich ekelte mich vor meiner eigenen Natur.

»Lieber Gott, laß mich nicht verrückt werden, ich halte diese Schmerzen in der Seele nicht mehr aus. Bitte Gott, beachte mich nur eine Sekunde... Gooootttt«, schrie alles in mir und die Tränen liefen mir über die Wangen.

Der Bus kam. Mit Tränen im Gesicht wollte ich nicht einsteigen und so wartete ich auf den nächsten Bus.

»Tränen sind gut«, dachte ich. Solange ich noch weinen kann, ist nicht alles verloren. Es gibt ja auch depressiv erkrankte Menschen, die selbst zum Weinen nicht mehr fähig sind. Sie haben es noch schwerer als ich.

»Wenn mir niemand helfen kann, vielleicht finde ich in der Buchhandlung ein Buch über meine Erkrankung«, überlegte ich plötzlich. Ein winziger Hoffnungsschimmer veranlaßte mich, den Bus in entgegengesetzter Richtung zu nehmen – Richtung Buchhandlung.

In den Jahren meiner schweren Erkrankung bin ich oft in verschiedene Buchhandlungen gegangen. Immer suchte ich nach einem Buch, das mir endlich den entscheidenden Hinweis gab, wie ich schneller diese Erkrankung loswerde, oder, wie ich sie leichter ertragen kann.

Erst wenn ich in der richtigen Abteilung die Bücher über seelische Erkrankungen gefunden hatte, merkte ich fast regelmäßig, daß ich meine Brille vergessen hatte. So war es auch heute.

Ich konnte weder das Inhaltsverzeichnis noch die Schrift in den Seiten erkennen, und so mußte ich mich mit dem Fettgedruckten der Umschlagseiten zufrieden geben.
»Wer keine Brille hat, um lesen zu können, sollte die Buchhandlung verlassen!« Ich ermahnte mich, nicht wieder in Ratlosigkeit und Selbstmitleid zu verfallen. Meine kranke Gefühlswelt war stärker. Sie ließ sich nicht »zur Ordnung« rufen. Die Stunde der Ratlosigkeit und des Selbstmitleids war angebrochen – und dabei blieb es.
Das war neu für mich. Jetzt hatte ich doch tatsächlich Angst, das Buchgeschäft zu verlassen. »Das kann doch nicht wahr sein«, dachte ich. »Das kann ja nur noch daran liegen, daß ich verrückt werde.« Ich spürte Schweiß auf der Stirn.
Schnell prüfte ich die Gesichter der Verkäufer und Kunden im Geschäft. Niemand beobachtet mich! Oder doch?
Mir fiel ein, daß es in dieser Buchhandlung ungestörte Leseecken für Kunden gab. Ich folgte meinem Gefühl und setzte mich. »Wenn ich mir jetzt kein Buch nehme und »lese«, werden die Verkäufer denken, daß ich mich in ihrem Geschäft aufwärmen will.« Also schlug ich ein Buch auf und starrte auf die verschwommenen Buchstaben.
Ich spürte Schwindel, Schweiß, Kopfschmerzen, Angst und Bauchdruck. Wieder empfand ich Ekel vor mir selbst.
»Warum muß ich auch immer wieder die Wohnung verlassen,« fragte ich mich. »Zu Haus, unter der Decke, kann mir das alles nicht passieren. Ich darf einfach nicht mehr die Wohnung verlassen, ich darf es nicht, ich darf es nicht...
Ich verlasse die Wohnung ja nur deswegen, weil ich den Rat meiner Angehörigen und Freunde befolgen will.«

»Du mußt unter Menschen – von allein wirst du nicht gesund. Keiner wird an deine Tür klopfen – du mußt selbst etwas tun.«

Es ärgerte mich, daß ich die Schuld meiner »hilflosen Situation«, Angehörigen und Freunden zuschieben wollte. Sie meinten es gut.

Was für einen Überlebenskampf führe ich hier eigentlich? Seelisch gesunde Menschen würden diesen täglichen Kampf überhaupt nicht überstehen – **dazu sind sie zu schwach!**
Ich spürte Tränen in meinem Gesicht. Ich ärgerte mich, daß ich etwas Schlechtes über die gesunden Menschen denken wollte. Ich brauchte sie, und sie zeigten mir immer wieder ihre Hilfsbereitschaft.
Meine Kopfschmerzen wurden stärker. Was jetzt? Ich hatte Angst, die Buchhandlung zu verlassen, weil die Einsamkeit auf der Straße und zu Haus größer als in diesem Geschäft war.
Wie so oft in meinem Leben hatte ich den rettenden Gedanken erst, wenn es wirklich nicht mehr weiter ging. Ich spürte, daß ich in ein Krankenhaus gehörte. Meine Depressionen waren zu stark. Mit diesem Gefühl in der Seele darf man weder auf der Straße noch zu Haus bleiben.
Gott sei Dank – ich hatte eine Lösung gefunden. Mein Antrieb, das Buchgeschäft zu verlassen, war jetzt normal. Ich hatte ein Ziel. So schnell ich konnte, wollte ich mich um einen stationären Aufenthalt im Krankenhaus bemühen.

Am frühen Nachmittag lag ich wieder unter meiner Decke. Für heute hatte ich genug getan. Meine Kraft war völlig verbraucht. Erschrocken stand ich plötzlich auf. Mir fiel ein, daß ich heute noch einen Verabredungstermin hatte.
Ich wollte eine Frau treffen, mit der ich über eine Partnerschaftsanzeige in der Zeitung schon vor Tagen ein erstes Treffen vereinbart hatte. Treffpunkt: Alexanderplatz, 17 Uhr, an der Weltzeituhr.
Ich fühlte mich schwach und nicht in der Lage, eine solche Begegnung zu überstehen. Wieviele solcher Treffen hatte ich bereits hinter mir? Waren es dreißig oder mehr? Auch die heutige Verabredung würde erfolglos bleiben. Es gab aber einen Grund, warum ich diese Treffen solange fortsetzen würde, bis ich eine Lebenspartnerin gefunden hatte.
Ich sagte mir, wenn nach dreißig Verabredungen sich von beiden Seiten kein Gefühl ergeben hat, daß man zusammen leben könnte, dann kann es nach dem einunddreißigsten Tref-

fen anders sein. Dieser Glaube hat mir später auch geholfen.
Meine inneren und äußeren Fehler wollte ich eigentlich keiner weiteren Lebenspartnerin zumuten – aber ich mußte diese Möglichkeit noch einmal versuchen, weil es keine andere Lösung für mich gab.
Vor dem Treffen versuchte ich, mich mit Schmerztabletten in eine Verfassung zu bringen, die mir das Kennenlernen dieser Frau erleichtern sollte. Ich erreichte jedoch genau das Gegenteil. Die Tabletten verschafften mir Übelkeit und stärkere Schmerzen.
Verängstigt stand ich zur verabredeten Zeit am Treffpunkt und wartete eine Stunde. Die Frau kam nicht. Ich spürte plötzlich eine Zukunftsangst, von der ich glaubte, sie sei nicht steigerungsfähig. »Für niemanden auf dieser Welt würde ich noch Bedeutung haben«, war ich überzeugt. Mein Gesichtsausdruck »versteinerte« sich wie so oft in der Depression. Während der Rückfahrt in meine Wohnung glaubte ich meine Todessehnsucht nur deswegen als quälend zu empfinden, weil ich gleichzeitig fühlte, daß ich nicht bereit war, mich selbst zu töten.
»Was mich nicht umwirft, macht mich nur noch härter«, war eine Redewendung meines Bruders. Ich erinnerte mich an seine Worte, nahm zu Haus eine Schlaftablette mehr und bat Gott wie jeden Abend, mich nicht mehr aufwachen zu lassen. Der einzige Trost an diesem Tag war, daß ich ja noch die Möglichkeit hatte, um einen Krankenhausaufenthalt zu bitten.

Ein dritter Tag in der Depression – im Krankenhaus

»Herr Kulitza, gehen Sie sich bitte wiegen«, hörte ich die freundliche Stimme einer Krankenschwester zu mir sagen.
Einmal in der Woche wurde das Gewicht der Patienten geprüft. Ich nickte mit dem Kopf, als Zeichen, daß ich verstanden hatte. Ich hörte noch, wie die Tür zu meinem Krankenzimmer geschlossen wurde und öffnete meine Augen.
Mein Blick ging langsam durch das Zimmer. Mir gegenüber lag ein ungefähr vierzigjähriger Mann. Wenn meine Augen offen waren, fiel mein Blick meistens auf diesen Mann. Auf seinem Nachttisch stand ein Heiligenbild. Vor diesem Bild hatte ich Respekt, andererseits wurde ich durch dieses Bild an meine religiöse Erziehung erinnert, in der es einfach zuviel Verbote gegeben hatte.

Meine Kindheit – nie hatte ich die Autorität erwachsener Menschen angezweifelt. Ein erwachsener Mensch hatte aus meiner Sicht immer recht. Nie wäre ich als Kind auch nur auf den Gedanken gekommen, daß das nicht so sein könnte.
Wie war das? Hatte ich als Kind meine Gefühlswelt genügend ausgelebt? War es nicht so, daß ich in der Regel das tat, was man von mir erwartete, weil ich schon damals den Verlust von Liebe und Zuwendung fürchtete?
»Wie schaffe ich es jetzt, wiegen zu gehen? Das »Wiegen« löst doch meine Probleme nicht.«
Das Krankenzimmer verdunkelte sich, weil die Sonne durch eine Wolke verdeckt wurde.
Der Mann mir gegenüber atmete schwer.
»Gott im Himmel, bitte laß mich wieder einschlafen, ich mag nicht wach sein«, dachte ich.
»Warum fällt es mir nur so schwer, jetzt wiegen zu gehen?

Wie soll ich den heutigen Tag überstehen?
Heute, morgen, übermorgen – wo ist da der Unterschied? Was erwartet mich übermorgen oder in einer Woche? Das gleiche wie heute – quälen, essen, schlafen…«
Also, wie war das mit meiner Kindheit…?
Meine Gedanken wurden unterbrochen, weil mein Blick auf die Gardinen im Krankenzimmer fiel. Sie waren aufgezogen. Ich selbst hatte sie heute morgen aber zugezogen, weil ich das Tageslicht nicht ertragen konnte.
Das war bestimmt Schwester Monika. Sie kommt öfter in unser Zimmer und zieht die Gardinen auf.
Diese Schwester imponierte mir, weil sie sich ihrer Sache immer sicher war. Sie war selbstbewußt und lebte offensichtlich sehr gern. Was für Welten trennten mich von ihr? Was im Leben hat sie besser als ich gemacht? Sie hat keine Depressionen.
Die Tür zum Krankenzimmer ging auf. **»Achtung, der Chefarzt kommt.«** Zwei Zimmerkollegen unseres 4-Bett-Zimmers gingen zu ihren Betten. Chefvisite und wiegen gehen, ich fühlte eine Anspannung.
Jedesmal, wenn der Stations- oder Chefarzt kam, spielten meine Gedanken in Hektik das Gespräch durch, das ich mit ihnen haben würde. Ich suchte immer nach einer Entschuldigung, warum ich noch im Krankenhaus war. Ich hatte ein schlechtes Gewissen.
Die Tage, an denen mein Gewissen mich nicht plagte, ließen sich schneller zählen als umgekehrt.
Auch wenn kein klar erkennbarer Grund für ein schlechtes Gewissen vorlag – ich hatte es trotzdem. Es hätte ja zum Beispiel sein können, daß ich jemanden verletzt habe, ohne es zu bemerken.
»Wenn jetzt der Chefarzt kommt, werde ich ihm sagen, daß es mir besser geht…, aber noch nicht so richtig. Nein, das ist Unsinn, was sage ich nur…?«
Vom Krankenhausflur her hörte ich Schritte und Stimmen.
»Das sind sie – **ich weiß nicht, was ich sagen soll…**«
Die Tür ging auf. Die freundlichen Gesichter der Ärzte und der

Schwester beruhigten mich. Soviel Sicherheit, wie diese Gruppe in »Weiß« ausstrahlte, überwältigte mich geradezu. Diese Menschen zeigten mir sofort mein Ziel, das ich unbedingt noch einmal erreichen wollte. Mein Blick auf dieses Team sagte mir, daß es also doch ein Leben geben muß, das Freude macht. »Das ist gut zu wissen«, dachte ich, »das ist gut zu wissen.«

Plötzlich fühlte ich mich benachteiligt, weil ich offensichtlich als letzter in unserem Zimmer besucht wurde. Schnell erkannte ich meine Überempfindlichkeit – ich konnte mich aber nicht dagegen wehren. Als nächstes registrierte ich, daß keiner aus dieser Gruppe selbst in einer Lebenskrise steckte. Ich spürte es.

Ich wollte aufstehen, um so den Ärzten und der Schwester meinen Respekt zu zeigen. Zu spät. Der Chefarzt trat an mein Bett. Ich legte meine beiden Hände auf seinen Arm und sagte nichts. Er merkte, wie ich stumm um Hilfe schrie.

Mein Stationsarzt teilte dem Chefarzt das Wichtigste über mein Befinden mit. Dafür war ich ihm dankbar. Ich fühlte, daß ich von allen verstanden wurde, ohne etwas zu sagen.

Mein wehleidiges Verhalten ... ich spürte es noch lange nach der Visite.

Später bemerkte ich mein Frühstück auf unserem Eßtisch im Krankenzimmer. Nie hätte ich mir erlaubt, »auch nur einen Bissen herunterzuschlucken«, wenn ein Arzt, Schwester oder Pfleger in der Nähe war. Der Grund für diese Zurückhaltung war das depressive Gefühl meiner Wertlosigkeit. Ich vermutete, daß gesunde Menschen der Ansicht waren, daß ich den Steuerzahler belaste und eine Mahlzeit eigentlich nicht verdient habe.

Nach dem Frühstück kreisten meine Gedanken. »Warum besuchen mich meine Freunde nicht«, fragte ich mich. Wenn einer von ihnen wüßte, wie es mir wirklich geht, hätte ich in der nächsten Stunde Besuch.

Da bin ich selber schuld. Hatte ich nicht immer meine Depressionen heruntergespielt und verniedlicht? Noch vor dem Krankenhausaufenthalt hatte ich meine Freunde angerufen

und ihnen mitgeteilt, daß ich nur mal für kurze Zeit ins Krankenhaus..., der Magen... Kontrolluntersuchung..., nichts Schlimmes. »Besucht mich nicht, ich melde mich bei euch«, habe ich gesagt.
»Sie könnten mich ja trotzdem mal besuchen«, fühlte ich verletzt.
»Nein, ich will es nicht, dann werden sie sehen, daß ich auf der Station für seelisch kranke Menschen liege. Sie wissen es ja sowieso«, resignierte ich.
Plötzlich spitzten sich meine Gedanken zu. Ich spürte meinen Blutdruck.
»Das ganze Versteckspiel um meine depressive Erkrankung geschieht ja nur deswegen, weil ich weiß, daß noch kein gesunder Mensch verstanden hat, was Depressionen sind.«
»Ob ich einem Kanarienvogel ein Gedicht vorlese, oder ich erkläre den Menschen in meinem Umkreis was Depressionen sind, es kommt aufs gleiche hinaus.
In dieser grauenvollsten aller Erkrankungen würde nie einer auf den Gedanken kommen und mir »Gute Besserung« wünschen.
Hätte ich einen Schnupfen – dann ja, dann tun sie es.«
Ich spürte mein Herz schlagen.
»Ich bin ungerecht. Meine Freunde und Bekannten sind gut. Wie kann ich von ihnen etwas verlangen, was die große Menge der seelisch gesunden Menschen auch nicht verstehen kann?
Ich muß aufhören zu denken! Was soll ich aber sonst machen?
Ich spüre es in allen Knochen, daß mein Gefühl in der Seele lebensgefährlich ist!
Kann ich überhaupt aufhören zu denken, oder bin ich dann tot? Bin ich nicht! An einem Strand in Mallorca habe ich auf der Luftmatratze gelegen, Beine im Wasser und habe gar nichts gedacht. Gestorben bin ich deswegen nicht!
Ich kann nicht folgerichtig denken, wenn mir ständig die Angst vor dem Leben im Nacken sitzt.«
Nach einer Stunde merkte ich, wie ich immer noch nach

Gründen suchte, den Menschen die ich kannte, Interesselosigkeit vorzuwerfen. Ich fand sie auch.
»Wie würden zum Beispiel meine Freunde, Angehörigen und Bekannten reagieren, wenn sie einen ungefähren Einblick in meine augenblickliche Gedankenwelt haben könnten«, fragte ich mich.
Was würden sie sagen?
»Dem Jungen fehlt Arbeit, er muß unbedingt etwas tun«, hörte ich aus der Ferne eine Stimme.
»Wenn ich den ganzen Tag im Bett liege, würde ich vielleicht auch so einen Quatsch denken«, hörte ich eine andere Stimme.
Etwas später, beim Wiegen, entschuldigte ich mich bei der Schwester für meine Verspätung.
Auf dem Rückweg in mein Zimmer überholte mich eine gutgekleidete Frau. Sie hatte einen Blumenstrauß in der Hand und wollte offensichtlich jemand besuchen.
»Ich habe mich auch einmal so sicher bewegt«, dachte ich.
»Auch ich bin einmal so zügig wie sie gelaufen, als ich bei bester Gesundheit einen Freund im Krankenhaus besuchte.«
Mit schleichendem Schritt erreichte ich mein Krankenzimmer.
Mir fehlte jeglicher Schwung. »Wenn mich jemand aus meinem Bekanntenkreis sehen würde, wie ich hier mit meinem Bademantel über den Flur...«
Erschöpft ließ ich mich in mein Bett fallen.
Rom, Wien, Zürich, Paris..., durch wie viele Städte bin ich gelaufen, ohne mich sonderlich erschöpft zu fühlen?
Ein paar Meter über den Krankenhausflur dürfen mich einfach nicht so belasten. Ich bin fertig. Ich sehe keinen Weg, der in das alte, gewohnte Leben zurückführt.
Solange ich wach war, sprangen meine Gedanken willkürlich hin und her. Jedenfalls solange, bis ich wieder einen besonderen Grund fand, an einem einzigen Gedanken bis zur Erschöpfung festzuhalten.
»Was würde ich jetzt machen, wenn ich zu Haus wäre? Nichts

– gar nichts. Ich würde stumpfsinnig warten, bis es abend wird.
Zu Haus hätte ich noch mehr Angst – im Krankenhaus fühle ich mich zur Zeit geborgener. Hier kann ich aber auf Dauer nicht bleiben. Ich werde nur in einer gesunden Umwelt gesund. Vor dieser gesunden Umwelt habe ich aber Angst. Ich brauche das Krankenhaus noch – es erfüllt einen Sinn.«
Ich schloß die Augen, drehte mich auf die Seite und setzte meine »Selbstgespräche« fort.
»Mir fehlt Verantwortung!«
Auf diesen Gedanken war ich noch nie gekommen. **Endlich hatte ich eine neue Idee!**
»Mein Gehirn platzt, ich will nicht mehr nachdenken. Was ist mit meinem Blutdruck? Wo ist der Knopf, damit ich die Schwester rufen kann?«
Ich öffnete meine Augen und sah auf die Uhr. Es war später Nachmittag. Das ist doch nicht möglich – ich kann doch nicht den halben Tag geschlafen haben.
Ich zog mir den Bademantel an und ging über den Krankenhausflur.
Einmal ging ich in die eine Richtung – und dann wieder in die andere Richtung. Hin und her – auf und ab...
Hatte ich nicht einmal in einem Fernsehbericht die armen Menschen einer Krankenanstalt bedauert, die nichts weiter taten, als hin und her zu laufen?
Ich fragte einen Krankenpfleger, ob er mir eine Schmerztablette geben könnte. Weil er es ohne ärztliche Erlaubnis nicht durfte, brachte er mir starken Tee und ein kühlendes Mittel, mit dem ich mir, in seinem Beisein, die Stirn und Nacken einrieb.
Ich hatte es immer gern, wenn eine Krankenschwester oder Krankenpfleger einen Augenblick bei mir blieb. Oft suchte ich ihre Nähe.
Ich war wieder allein. Mein Gedankenkreislauf setzte dort ein, wo er gegen Mittag aufgehört hatte. »Mir fehlt Verantwortung«, hatte ich festgestellt. War das die Lösung?
Ja, es ist richtig, wann immer ich in meinem Leben Verantwor-

tung spürte, hatte ich keine Depressionen. Wann immer die Menschen mir **anhaltend** Zutrauen schenkten, war ich sogar zu besonderen Leistungen fähig. Zutrauen und Zuspruch müssen nur echt und tief genug sein, um in mir ein Selbstvertrauen zu wecken, mit dem ich in der Lage bin...

Brauche ich also, um ohne Depressionen leben zu können, außer einer Lebenspartnerin, auch Zutrauen und Verantwortung? Mit mehr Verantwortung würden sich wahrscheinlich meine Interessen ändern, so daß ich besser vor Depressionen geschützt wäre – oder? **Das ist alles so kompliziert!**

Habe ich, **ohne es zu wissen**, jeden Tag meines langen Lebens gegen Depressionen angekämpft? Ein pausenloser Kampf gegen die Einsamkeit? Seelisch gesunde Menschen »kämpfen« ja auch gegen die Einsamkeit, sonst würden sie nicht heiraten und eine Familie gründen.

Mir fehlt ja nicht nur die Anerkennung, sondern auch das Gefühl, etwas Sinnvolles geleistet zu haben – gebraucht zu werden.

Das Denken führt zu nichts.

Es ist auch alles nicht richtig, was ich denke. Selbst wenn es richtig wäre, helfen mir neue Erkenntisse um meine Erkrankung nicht entscheidend weiter.

Erkenntnisse führen nur zu einem Tiefgang meiner Gedanken. Ein solcher Tiefgang, ist für »ein Leben ohne Depressionen« nicht immer sinnvoll.

Alles was ich brauche, ist eine Frau, für die ich sorgen, mit der ich reden und lachen kann. Dann habe ich auch keine Depressionen – und Punkt!

Ziellos stand ich in der Mitte des Krankenhausflurs und sah stumpf vor mich hin. Was jetzt? Soll ich wieder auf und ab laufen? Was für Möglichkeiten bleiben mir sonst?

- Zu Haus sterbe ich vor Angst.
- Im Krankenhausbett nimmt die Grübelei kein Ende.
- Das Hin und Her auf dem Flur ermahnt mich aufzupassen, daß ich nicht eines Tages auf die »geschlossene Abteilung« komme.

Mir bleibt nur noch die Möglichkeit, in den Gemeinschaftsraum zu gehen. In diesem Zimmer sind die meisten meiner Mitpatienten. Sie unterhalten sich oder beschäftigen sich mit einem Spiel.
Ich möchte eigentlich ganz gern bei ihnen sein. Wir kennen uns fast alle. Dafür habe ich aber keine Zeit. Solange ich nicht weiß, wie sich das Grundbedürfnis meiner Seele erfüllen läßt, finde ich nur sehr bedingt Ruhe im »Spiel« oder bei einer »Unterhaltung«. Ich brauche zuerst ein Fundament, ein Zuhause, eine Lebenspartnerin. Erst die Arbeit, dann das Vergnügen!
Langsam setzte ich mich in Bewegung und blieb vor meiner Krankenzimmertür stehen. Eine andere Tür öffnete sich. Zwei Besucher kamen heraus und entfernten sich. Mir war so, als wenn ich aus geringer Entfernung hörte, wie der Mann zur Frau sagte, »Hast du den eben gesehen...?«
Mit dieser Bemerkung war ich gemeint! Hier ist ja kein anderer Mensch zu sehen. Oh Gott, ist es schon so weit, daß die Leute mit Bedauern über mich sprechen – so im Vorübergehen?
Jetzt gingen auch noch die bekannten Brustschmerzen los.
Unfähig zu laufen, legte ich mich auf mein Bett und rollte mich wieder wie ein Embryo im Mutterleib zusammen.
»Hast du **den** eben gesehen«, fragte der Mann die Frau. Natürlich war ich gemeint – oder?
Also »Stimmen« habe ich bisher noch nicht gehört – soweit bin ich noch nicht. Meine Gedanken spielten die Unterhaltung der beiden Besucher vollständig durch:
»Hast du **den** eben gesehen..., der sah aus, als wenn er nicht bis drei...«
»Ich mag da gar nicht hinsehen«, antwortete in meiner Fantasie die Frau. »Du weißt, ich kann so etwas nicht sehen. Weißt du überhaupt, wie gut es uns geht, komm laß uns raus hier.«
Mein Grübeln hielt noch lange an. Irgendwann beruhigte ich mich. In meinem Kopf wechselte das Thema.
»Natürlich kann ich die Menschen verstehen, wenn sie sagen, daß mir Arbeit oder eine sinnvolle Beschäftigung fehlt, damit

sich meine Gedanken wieder in »normalen Bahnen« bewegen.
Die Menschen haben nur in dem Punkt »unrecht«, daß sie häufig nicht nachvollziehen können, daß eine depressive Erkrankung sich nicht immer durch Arbeit oder Beschäftigung beseitigen läßt, ohne daß sich zuvor fundamentale Bedürfnisse der Seele erfüllen.«

Es wurde Nacht. Noch einmal kam die Schwester mit Medikamenten, und ich wurde müde. Diese furchtbaren Schmerzen in der Seele waren nicht abzustellen.
»Ich sehne mich nach Verantwortung – ein anderer depressiv Erkrankter wieder nicht. Wie kommt das? Läßt sich unsere Erkrankung trotzdem miteinander vergleichen?«
In der Depression werden uns unterschiedliche Grundbedürfnisse nicht erfüllt. Dadurch wechselt aber nicht automatisch die Krankheit oder die Behandlungsart. Also läßt sich der Weg aus der Depression zumindest oft miteinander vergleichen.
Mir fehlt eine Lebenspartnerin und Verantwortung. Einem anderen Erkrankten fehlt vielleicht dringend eine Lebensaufgabe bei weniger Verantwortung. Wieder einem anderen fehlt nur soziale Sicherheit und weniger Streß.
Der Behandlungsweg scheint mir ähnlich. Es muß immer ein Weg gefunden werden, der Seele zu ersetzen, was ihr am meisten fehlt.
»Mein Gedankenkreislauf führt zu nichts – er führt zu nichts.«
Ich schlief ein. Als ich aufwachte, war es morgen. Die Krankenschwester öffnete die Tür...

Die möglichen Fehler der helfenden Personen

Angehörige und Freunde können den Gesundungsprozeß unabsichtlich behindern

Die Hilfsbereitschaft der Angehörigen und Freunde kann ein erheblicher Vorteil für den depressiv erkrankten Menschen sein. Sie kann aber auch unbeabsichtigt den Gesundungsprozeß des Erkrankten behindern.
Eine solche Behinderung entsteht dann, wenn Angehörige oder Freunde dazu neigen, dem Kranken ihre eigenen Vorstellungen vom Gesundungsprozeß aufzudrängen. Dieses Verhalten behindert den Gesundungsprozeß, weil ein depressiver Mensch häufig nicht in der Lage ist, Ratschläge der helfenden Personen zu befolgen.
Angehörigen und Freunden fällt es in der Regel schwer, »Depressionen« zu verstehen. So kommt es, daß sie oft »raten müssen«, wie sie sich dem Erkrankten gegenüber richtig verhalten sollen. Nicht selten entsteht zwischen den helfenden Personen und dem Kranken eine »ungewollte Kluft«. Keiner versteht den anderen.
Warum ein depressiv erkrankter Mensch die Ratschläge der Angehörigen und Freunde oft nicht befolgen kann, möchte ich an einem Beispiel erklären:
Durch die Folgen eines Schlaganfalls wird ein Mensch an Armen und Beinen teilweise gelähmt.
Stellen Sie sich einmal vor, lieber Leser, Sie helfen so einem schwerbehinderten Menschen in den Mantel.
Sie werden mit Geduld auf die eingeschränkten Funktionen von Armen und Beinen Rücksicht nehmen.
Kein gesunder Mensch würde diesen Schwerbehinderten auffordern, gerade zu stehen oder die erschlafften Arme endlich

so zu halten, daß der Mantel problemlos angezogen werden kann.
Die Seele und damit der Antrieb des schwer Depressiven ist ebenfalls schwerbehindert. Der gesunde Mensch kann die seelische Behinderung **nur schwer erkennen**, weil sie für seine Augen nicht sichtbar ist.
Ich erinnere mich, ich hatte akute Depressionen.
In dieser Zeit wollte ich in meiner Fantasie meine seelische Erkrankung oft gegen ein körperliches Gebrechen tauschen.
Ohne zu überlegen hätte ich diesem »Tausch« zugestimmt, so schlimm hatte sich in mir eine erkrankte Gefühlswelt entwickelt, die man »Depression« nennt.
Während der Depression befindet sich der Erkrankte in einer Art »seelischen Intensivstation« des Lebens. Im »seelischen Tropf«, der ihm angelegt werden sollte, darf nicht der falsche Inhalt sein.
Eindringliche Ratschläge kann der Kranke schon aufgrund seiner Antriebslähmung nicht immer erfüllen. Seine Einsicht oder Entschlossenheit, selbst etwas für sich zu tun, wird dadurch nicht gestärkt.

Die helfenden Personen erwarten von dem Erkrankten oft eine zu hohe Selbsthilfebereitschaft

Ein weiterer Fehler der Angehörigen und Freunde kann darin bestehen, von dem Kranken eine zu hohe Selbsthilfebereitschaft zu erwarten.
Diese Erwartungshaltung basiert in der Regel auf den eigenen Vorstellungen von »Selbsthilfe in allen Lebenslagen«.
Sie selbst, also die helfenden Personen, »lassen sich ja auch nicht gehen«. Sie sind es aus Gründen der Selbstachtung gewohnt, sich allein aus Notlagen zu befreien.
Aus diesem Grund sind die Angehörigen oder auch andere helfende Personen oft über die mangelnde Selbsthilfebereitschaft des Kranken enttäuscht. So ergeben sich mitunter Rat-

schläge oder auch gutgemeinte Kritik am Kranken wie
»Du mußt dir schon selbst helfen, niemand außer dir selbst kann hier...« oder:
»Man kann sich doch nicht so gehen lassen!«
Solche an den Kranken gerichteten Vorwürfe sind deswegen falsch, weil sie sich der Depressive bereits selbst macht, ohne das sein Umkreis hiervon etwas bemerkt.
Das heißt, die ganze Palette der Kritik von »Reiß dich zusammen«, bis »Du mußt dir schon selbst helfen«, arbeitet ohnehin im Kopf depressiv erkrankter Menschen – oft unfähig, hieran etwas ändern zu können. **Eine Bestätigung dieser Selbstvorwürfe von außen trifft den Kranken zusätzlich und behindert den Gesundungsprozeß.**
Ich zum Beispiel mußte mir auch anhören, daß ich meine Situation mitverschuldet habe, denn durch entsprechende Vorsorge und mehr Überblick im Leben wäre ich heute nicht in dieser schrecklichen Lage. »Jeder bekommt im Leben gleiche Chancen«, wurde mir gesagt. »Wer diese Möglichkeiten nicht nutzt, war zu faul und ist selbst schuld.«
Ein entfernter Bekannter, dem Depressionen unbekannt waren, sagte zu mir:
»Was willst du denn? Du bist Frührentner, also muß es dir doch gut gehen. Du mußt nicht arbeiten, hast keinen Streß und immer Urlaub. Du hast auch eine Wohnung. Du mußt nur noch den Hintern hochheben und Geld verdienen wie wir alle – dann hast du auch keine Depressionen.«
Meine depressive Schwerbehinderung wurde auch so bewertet, daß ich wegen meiner Berufsunfähigkeit den Steuerzahler belaste.
Depressiv erkrankte Menschen sind nicht asozial. Deswegen sind solche Meinungen ein Vorurteil. Derartige Ansichten sind untauglich und gefährlich. Sie sind vom Inhalt her falsch und bestens geeignet, den Erkrankten noch tiefer in die Depression zu stürzen.
Oft bedrückte mich, daß ich meine Erkrankung verteidigen mußte. Auch wegen mangelnder Selbsthilfebereitschaft war ich immer wieder »Angriffen« ausgesetzt. Genauer betrachtet,

sollte der Begriff »mangelnde Selbsthilfebereitschaft« durch »mangelnde Selbsthilfefähigkeit« ersetzt werden. Depressiv erkrankte Menschen sind nämlich in der Regel durchaus bereit, sich selbst zu helfen. Sie sind häufig nur nicht fähig, ihre Bereitschaft in die Tat umzusetzen.
Die Entstehungsgeschichte einer Depression beinhaltet in der Regel nicht nur eine gewisse Veranlagung hierzu, sondern darüberhinaus sind auch ungünstige Lebensbedingungen oder eine Verkettung unglücklicher Ereignisse hierfür verantwortlich.
Eine solche Entstehungsgeschichte sollte von den seelisch gesunden Menschen deswegen nicht mit der eigenen Veranlagung und den eigenen Möglichkeiten im Leben verglichen und verurteilt werden.
Die eigene Gesundheit und der eigene Erfolg kann niemals eine Meßlatte dafür sein, was von anderen Menschen erwartet werden kann – schon gar nicht in der Depression oder von zu Depressionen veranlagten Menschen. Jeder Mensch ist gegenüber Veränderungen im Leben unterschiedlich empfindlich.
Die schwere Depression, lieber Leser, ist eine Erkrankung, bei der die Fähigkeit zur Selbsthilfe im Kranken unterschiedlich stark gebrochen sein kann. Diese Fähigkeit schwankt und kann auch völlig zum Erliegen kommen.
Leider gehört die mangelnde Selbsthilfefähigkeit zum typischen Krankheitsbild einer schweren Depression und kann vereinzelt den Gesundungswillen des Kranken beeinträchtigen. In solchen Fällen sollte dem Kranken nicht gesagt werden:
»Sie müssen schon gesund werden wollen.«
Ich halte es für erfolgversprechender, wenn ihm gesagt würde: »Wir werden jetzt erst einmal nach einem Weg suchen, der Ihren Gesundungswillen festigt«.
Die Forderung »Sie müssen...« haben die meisten der Erkrankten aufgrund ihrer Neigung, sich ständig anzupassen, zu oft im Leben befolgt. Die Neigung, sich anderen Menschen und ihren Wünschen anzupassen, war bei dem Erkrankten sehr oft eine indirekte Bitte um Anerkennung.

In der Depression befindet sich jetzt der Kranke in einer Situation, in der er Hilfe und Zuneigung braucht, ohne sich dafür anpassen zu müssen.
Die Forderung »Sie müssen schon gesund werden wollen« muß eigentlich so erweitert werden – »sonst können wir auch nichts mehr für Sie tun.« Die zweite Hälfte dieses Satzes wird meistens nicht ausgesprochen.
Mangelnder Gesundungswille (in Einzelfällen) und mangelnde Selbsthilfefähigkeit können sich wie »seelische Metastasen« der Erkrankung hinzugesellt haben. Sie stehen dann wie zwei Wachtposten vor der Depression und passen auf, »daß ihr nichts passiert«.

Ein Beispiel:
Kein Arzt wird einem an Krebs erkrankten Patienten sagen, »Sie müssen schon aufpassen, daß sich keine Metastasen in Ihrem Körper bilden, sonst können wir auch nichts mehr für Sie tun.«
Bei einem Krebskranken wird, was auch richtig ist, um die Gesundung gekämpft. Wenn der Patient mutlos ist, wird man versuchen, das Ausmaß seiner Selbsthilfebereitschaft zu stärken.
Wenn bei einem an Krebs erkrankten Patienten ein Nebengeschwür festgestellt wird, wären alle helfenden Personen froh, wenn sich dies durch Zuwendung und Geduld beseitigen ließe.
Bei einer schweren Depression haben die helfenden Personen die Möglichkeit, durch Geduld und Zuwendung den Willen und Antrieb des Kranken zu bessern. Diese Möglichkeit wird oft nicht richtig genutzt.
Leider wird immer wieder verlangt, daß der schwer depressiv Erkrankte »Nebengeschwüre«
– wie mangelnde Selbsthilfefähigkeit;
– in Einzelfällen auch verminderter Gesundungswille
selbst entfernt.

Seit wann kann man sich selbst operieren?
Vergleichen Sie, lieber Leser, den oft beeinträchtigten Antrieb des Kranken sich zu helfen mit einem Stück Kohle, das nicht anbrennen will. Mit dem richtigen Kohlenanzünder, Holz, Pa-

pier und Luftzufuhr wird man es zum Brennen bringen. Keinesfalls aber erreicht man dieses Ziel, wenn man auf das Kohlestück eine Tasse Wasser gießt.

Mir ist folgender Fall bekannt:

Eine sechzigjährige Frau aus meinem Bekanntenkreis liegt seit 1989 mit unterschiedlich schweren Depressionen in ihrer Wohnung. Sie ist verheiratet. Die Eheleute sind nicht mehr berufstätig. Der gesunde Ehemann hält die Situation kaum noch aus. »Wenn das so weiter geht, bekomme ich auch noch Depressionen«, sagt er.

Die erkrankte Frau wurde einmal erfolglos über einen Zeitraum von ca. 6 Wochen im Krankenhaus behandelt.

In ihrer Wohnung schläft sie viel. Sie verschläft ihr Leben. Im Wachzustand zeigt sie Ängste, vor allem dann, wenn ihr Mann notwendige Besorgungen erledigen muß und sie in der Wohnung allein zurückbleibt.

Der Ehemann ist völlig entnervt. Aus dieser angespannten Situation heraus kritisiert er häufig die kranke Frau, weil sie sich nicht wie ein normaler Mensch benehmen kann.

Der Ehemann kritisiert auch die Ärzte. Sie haben schon einmal den Arzt gewechselt. Der jetzige Arzt wirkt auch etwas ratlos und hofft auf die Wirkung von Medikamenten.

Die Erkrankte selbst zeigt nur einen schwachen Gesundungswillen. Eine nochmalige Krankenhausbehandlung lehnt sie ab.

Was nun?

- Der Arzt hält wahrscheinlich an seiner Erwartungshaltung fest, daß die erkrankte Frau ausreichend Willen zeigen muß, gesund werden zu wollen. Weil das nicht so ist, versucht er mehr eine Behandlung mit Medikamenten. Er braucht seine Kraft und Zeit für Patienten, die den gewünschten Gesundungswillen mitbringen und mitarbeiten.
- Der Ehemann verharrt in der Erwartungshaltung, daß seine Frau sich nach dem Gesetz von Vernunft und Logik benehmen sollte – sich zusammenreißt und an ihrem Gesun-

dungsprozeß mitarbeitet. Weil die Erkrankte aber genau hierzu nicht genügend bereit ist, bombardiert der Ehemann sie mit Kritik und denkt zwischenzeitlich an Scheidung.

- Die kranke Frau schläft viel. Ihre seelischen Schmerzen sind an manchen Tagen schlimm und ihr Körper ist geschwächt. Sie fühlt sich von Arzt und Ehemann unverstanden. Es mangelt ihr auch an Talent, ihre Gefühlswelt in Worte zu fassen, »sich so richtig ausdrücken zu können«. »Mir glaubt ja doch keiner«, sagt sie. In Gedanken hat sie sich schon ein paar Mal eine Erklärung zurechtgelegt. In Gegenwart des Therapeuten oder Ehepartners aber weiß sie vor Angst nicht mehr, was sie sagen wollte.

Arzt, Ehemann und die erkrankte Frau bewegen sich in einem Teufelskreis, in dem keine Gesundung möglich ist.
Keiner bricht aus diesem Kreislauf aus. Jeder hält an seinem Standpunkt fest. Die Erkrankte hat am wenigsten Antrieb ...
Ständig wiederholte Forderungen an diese Frau sowie abwertende Bemerkungen kräftigen nicht ihren Gesundungswillen. Eine unter Zeitdruck oder Ratlosigkeit ausgerichtete Behandlung des Therapeuten läßt sie auch nicht mutiger werden.
Es wäre nicht erstaunlich, wenn ihre mangelnde Selbsthilfefähigkeit durch diese Tatsachen mitbedingt entstanden ist.
In einer schweren Depression ist die mangelnde Selbsthilfefähigkeit der Kranken oft nicht über ihren Verstand oder ihre Vernunft zu beeinflussen. Richtig dagegen ist, daß ihr Wille und Antrieb am leichtesten über ihre Gefühlswelt beeinflußbar und sogar lenkbar ist.
Es gibt schwer depressiv erkrankte Menschen, die sich erst dann voll ansprechbar zeigen, wenn ihre ausgehungerte Gefühlswelt gesunde Nahrung erhält.
Unter gesunder Nahrung würden die Erkrankten verstehen:
Ein Ende ihrer Einsamkeit, Verständnis aller helfenden Personen, Freude, Liebe, Zuwendung, Geborgenheit, Freundschaft, Harmonie, Gemeinschaftssinn und die Lösung von sozialen Problemen.

Diese vielen guten Wünsche werden sich dem Erkrankten in der Regel nicht auf einmal erfüllen. Ein hoffnungsvoller Anfang sollte aber immer wieder gesucht werden – auch nach Jahren der Erkrankung noch. Ein Anfang, der in schweren Fällen erst einmal ihren Gesundungswillen und ihre Selbsthilfefähigkeit stärkt.
Die Frage, ob es sich lohnt, dem Kranken mit Geduld zu helfen, falls er wenig oder keine »Selbsthilfebereitschaft« zeigt, kann erst beantwortet werden, wenn eventuelle Behandlungsfehler aufgeklärt sind und im Umgang mit dem Erkrankten Berücksichtigung gefunden haben.

Die Behandlung eines Patienten kann abgelehnt werden

Ärzte und Therapeuten lehnen eine Behandlung mitunter ab, wenn beim Erkrankten der notwendige Gesundungswille vermißt wird. Dahinter steckt die Erkenntnis, daß sich ein unwilliger Patient einfach nicht behandeln läßt – es würde auch zu keinem Ergebnis führen. In dieser Frage wird dem Erkrankten aber oft zu schnell Interesselosigkeit vorgeworfen.
Ich erinnere mich, daß ich einmal ein Gespräch mit einem Therapeuten gründlich vorbereitet habe. In der Sorge, einen Teil meiner Probleme zu vergessen, hatte ich mein Anliegen mit einer Schreibmaschine aufgeschrieben. Der Therapeut wollte die Seite nicht lesen.
Als ich nach unserem »Gespräch« enttäuscht das Sprechzimmer verließ, stellte ich mir die Frage, ob die ganze Problematik immer am mangelnden Willen des Kranken liegt oder mitunter auch am unzureichendem Behandlungswillen des Therapeuten? Die Gründe für den mangelnden Gesundungswillen des Kranken können auch im Sprechzimmer des Therapeuten entstanden oder unbemerkt gefördert worden sein.
Wenn der Kranke sich längere Zeit beim Therapeuten nicht sehen läßt, wird diese Tatsache oft mit fehlendem Gesundungswillen verwechselt, während der Grund auch

– das Schweigen, oder das auf Zeit drängende Verhalten des Therapeuten sein kann. Auch Angst des Patienten spielt hier eine Rolle.
– die unbehagliche Atmosphäre des Sprech- oder Wartezimmers sein kann. Kein Mensch verlangt, daß dem seelisch Erkrankten eine gemütliche Wohnstube als Sprechzimmer angeboten wird. Ab und zu ein paar freundliche, helle Farben oder warme Weißtöne sind genug. Diese Äußerlichkeiten mögen dem gesunden Menschen unwichtig und unverständlich scheinen, dem stets nach Harmonie strebenden depressiv Erkrankten häufig jedoch nicht.

Diese beiden Punkte allein können den Antrieb des depressiv Erkrankten beeinflussen, eine laufende Behandlung abzubrechen oder mit Interesse fortzusetzen (möglicherweise auch unbewußt).
Monate und Jahre können vergehen, ohne daß etwas Sinnvolles geschieht, wenn manche Ärzte und Therapeuten nicht die Eigenart depressiv erkrankter Menschen berücksichtigen.

Angehörige, Freunde und Therapeut helfen oft »gegeneinander«

In schweren Fällen ist es sinnvoll, wenn sich die Angehörigen und der Therapeut kennen. Ein solcher Kontakt ist auch dann wünschenswert, wenn der Kranke allein nicht genügend Gesundungswillen aufbringt.
Die Situation des Kranken und die weitere Vorgehensweise in der Behandlung sollten besprochen werden.
Der Therapeut und die Angehörigen sollten auch eine »einheitliche Umgangsart mit dem Kranken« vereinbaren.

Begründung:
Wenn Arzt und Angehörige in ihrem Umgang mit dem Erkrankten stark voneinander abweichen, können ihre Hilfsbemühungen sich gegenseitig aufheben.

Ein Beispiel:
Ein Arzt behandelt den Erkrankten und hat erste leichte Behandlungserfolge. Anschließend kann dieser Erfolg im privaten Umkreis des Kranken durch mögliches Unverständnis in der Wirkung blockiert werden.
Hier entsteht ein Kreislauf, der über Jahre unbemerkt anhalten kann. Nicht selten staunen alle Beteiligten, daß es im erhofften Gesundungsprozeß nicht vorwärts geht.
Damit die aufhebende Wirkung einer gegensätzlichen Umgangsart durch Arzt und Angehörige besser zu verstehen ist, möchte ich kurz die Gefühlswelt des depressiv Erkrankten in Bezug auf »Meinungsvielfalt« erklären.
Der Kranke hat in der schweren Depression kein Selbstvertrauen. Er ist total verunsichert und vollgestopft mit Zweifel.
Die Meinung gesunder Menschen hat für ihn einen weit überdurchschnittlichen Beachtungswert.
Das gilt erst recht für den Fall, daß er durch die Meinung anderer Menschen gekränkt wird – und das kann schnell geschehen.
Stark unterschiedliche Ansichten und Ratschläge verwirren den Kranken. Aufgrund seiner Unsicherheit beurteilt er abweichende Ratschläge auch danach, ob sie eventuell gegen ihn gerichtet sind. Er ist nicht entscheidungsfähig, verschiedene Meinungen richtig zu werten. Er kann oft »wichtig und unwichtig« nicht trennen.
Ungeduldige und kritische Meinungen kann er nur schwer vergessen – sie bleiben in seinem Gedankenkreislauf bestehen. Auch Grübelzwänge in zugespitzter und verdrehter Form können die Folge sein.
Der Kranke wird eine einheitliche und zielbewußte Hilfe als wohltuend empfinden.

Die möglichen Behandlungsfehler der Ärzte und Therapeuten

Das Schweigen des Arztes oder Therapeuten

Ich bin zutiefst davon überzeugt, daß Therapeuten und Menschen, die dem Erkrankten nahestehen, viel tun, damit der Depressive kein Außenseiter wird, sondern in ein normales, zufriedenes Leben zurückkehren kann. Deswegen sehe ich auch keinen Sinn darin, die helfenden Personen aus einem Gefühl der Unzufriedenheit heraus zu kritisieren. Das wäre ungerecht und führte zu nichts. Damit würde ich auch nicht zu einer harmonischen Atmosphäre zwischen kranken und helfenden Menschen beitragen. Andererseits kann eine wohlwollende, kritische Betrachtungsweise hilfreich sein.
Zahlreiche Diagnosen über mein Leben verteilt verdeutlichen, daß ich in unregelmäßigen Zeitabständen unter langanhaltenden und schwer durchschaubaren Depressionen zu leiden hatte.
Zwangsdenken, unverarbeitete Erlebnisse aus meiner Kinder- und Jugendzeit, Verlusterlebnisse und eine Kette nicht vorherzusehender Ereignisse haben mein Krankheitsbild geprägt.
In stationärer aber auch ambulanter Behandlung ist mir aufgefallen, daß dem erkrankten Mensch nicht immer die Hilfe geboten wird, die heute eigentlich möglich wäre. Meine Bedanken hinsichtlich der Mängel in der Therapie haben sich über viele Jahre entwickelt. Ich möchte sie nun nennen:
In der Behandlung depressiv erkrankter Menschen kommt es vor, daß einige Ärzte oder Therapeuten schweigen, wenn ihnen der Patient gegenübersitzt. Sie warten ab, bis der Erkrankte etwas sagt. Mit dem Schweigen soll der Patient leicht provoziert werden, aus sich herauszugehen, eventuell auch

wütend oder mit Tränen zu reagieren. Dahinter steckt die Absicht, den Kranken aus seiner depressiven Erstarrung zu lösen. Er soll von allein über seine Probleme sprechen, um so die Ursachen seiner Erkrankung selbst zu entdecken. Diese Methode soll dem Kranken guttun und erfolgt zweifellos in guter Absicht ihm zu helfen.
Dieses Schweigen des Arztes oder Therapeuten ist nicht richtig. Mit dem Schweigen wird der Patient nur verunsichert. Sein Vertrauen zum Therapeuten wird geschwächt.
Die Gründe einer Depression müssen gesucht werden.
Bei dieser Sucharbeit sollte der Therapeut mithelfen. Mit seinem geschulten Wissen könnte er dem Erkrankten helfen. Er könnte den Kranken schon bald in die richtige Richtung lenken, um so die Gründe der Erkrankung schneller zu ermitteln.
Frau Chawa Aronson schreibt in ihrem Buch
»Die Kunst, sich helfen zu lassen« *:

»Bei manchen Therapeuten entsteht der Eindruck, als ob sie ihr Wissen geheimhalten. Bei jedem Treffen wird abgewartet, was der Klient in der Therapie vorzubringen hat.«

Wenn der Kranke im Sprechzimmer »allein gelassen« wird, wechselt er oft wahllos die Gesprächsthemen, was nicht gerade hilfreich ist. So kann kein Gesundungsplan entstehen.
All das kann zur Folge haben, daß
- der Erkrankte in seiner Sehnsucht nach Gesundheit ziellos umherirrt;
- der Erkrankte die Termine einstellt oder einschränkt.
  »Es bringt ja doch alles nichts«, sagt er mitunter.

Wo liegt der Sinn, wenn der Patient anfängt, die Gründe seiner Erkrankung selbst zu entdecken, **ohne daß ihm der Arzt dabei geholfen hat?**
Die Seele des schwer depressiv erkrankten Menschen **»brennt«**. Er braucht praktische Hilfe. Ohne Hilfe gehen ihm

* »Die Kunst, sich helfen zu lassen«, Econ-Taschenbuch-Verlag, ISBN 3-612-20472-6

unter Umständen Jahre seines Lebens verloren. Jeder Tag in der Depression ist ein »nichtgelebter«, grauenvoller Tag. Für den Gesundungsprozeß ist es unerheblich, ob die Gründe der Erkrankung vom Patienten selbst entdeckt werden.

Ein Beispiel:
Wenn ein Haus brennt, wird es gelöscht.
Unmittelbar nach dem Löschen des Hauses beginnen Fachleute in gemeinsamer Arbeit zügig Spuren zu sichern und die Brandursache zu klären. Kein Mensch wird mit dem Wiederaufbau des Hauses warten, bis sich die Brandursache von selbst klärt oder ein eventueller Brandstifter sein Schweigen bricht, um eine Erklärung abzugeben. Hier wird nachgeholfen.
Aus meiner Sicht als ehemaliger Patient finde ich keinen Grund, warum die Suche nach der Ursache einer Depression nicht ähnlich angegangen werden kann. Es sei denn, der Therapeut sieht aufgrund besonderer Umstände keine Möglichkeit so zu handeln.
Darüberhinaus ist es wichtig, daß das »Betriebsklima« zwischen Therapeut und Patient stimmen muß. Für dieses Klima ist aber der Erkrankte nicht allein verantwortlich. Ein Therapeut, der sich locker, sicher, interessiert und **warmherzig** geben kann, dürfte keine Schwierigkeiten haben.
Nicht alle Patienten verhalten sich im Sprechzimmer des Therapeuten still und abwartend. Viele von ihnen sind sofort gesprächsbereit.
Ist das der Fall, brechen einige Therapeuten ihr Schweigen und antworten dem Patienten während des einseitigen »Gesprächs« nur mit der Silbe »Hm« – sie sagen nichts weiter als »Hm«. Der Erkrankte verläßt ohne jede Bereicherung, höchstens mit einem Rezept in der Hand, den Raum.
Sind diese Patienten wieder in ihrer Wohnung, werden sie mitunter von ihren Angehörigen gefragt, was der Arzt denn so gesagt hat. Das spielt sich dann ungefähr so ab:
Angehöriger: »Na, du warst doch heute beim Arzt. Was hat er denn gesagt?«

Der Patient überlegt kurz und antwortet: »Nichts, er hat nichts gesagt.«
Angehöriger: »Also, ich geh doch nicht zum Arzt, um mir »nichts« anzuhören. Irgendetwas muß er ja gesagt haben.«
Patient: »Nein, er hat wirklich nichts gesagt – ein Medikament hat er mir aber verschrieben.«
Angehöriger: »Vielleicht solltest Du mal den Arzt wechseln? Es geht überhaupt nicht vorwärts mit dir.«
Patient: »Ein anderer Arzt kann mir auch nicht helfen«.
So oder ähnlich laufen viele Gespräche ab.
Das Schweigen des Therapeuten hatte auch in meinem Fall keinen brauchbaren Effekt. Es hat mein Gefühl verstärkt, daß ich kein vollwertiger Gesprächspartner bin. Das Schweigen erdrückte mich und ließ mich nur daran denken, wann ich endlich das Behandlungszimmer verlassen darf.

Es war Abend. Seit einigen Tagen war ich in stationärer Behandlung. Der Arzt saß mir in einem bequemen Chefsessel gegenüber. Mir hatte er eine einfache, etwas härtere Bestuhlung angeboten. Durch die unterschiedliche Qualität unserer Sitzflächen wurde meine Wertlosigkeit auf dieser Welt nun auch noch ärztlich bestätigt. Dieser Unterschied ließ mich kaum an etwas anderes denken, als daß ich in den Augen des Arztes wahrscheinlich ein »unabwendbares Übel« war. Ein Übel, mit dem er sich aus beruflichen Gründen abfinden mußte. Ich fühlte mich verletzt. Somit war unsere Beziehung zueinander bereits entschieden, obwohl wir noch kein Wort miteinander gesprochen hatten.
Hinzu kam die ungemütliche Atmosphäre des Sprechzimmers. Es war Winter. Das Zimmer war warm, aber es wirkte kalt, ja unfreundlich. Ich fühlte mich nicht wohl. Kein warmer Farbton, keine Pflanze und kein Bild hellte das Zimmer auf.
Nur eine grelle Schreibtischlampe brannte. Ich sehnte mich nach der Geborgenheit meines Krankenzimmers.
Flüchtig sah ich den Arzt an. Er wirkte ernst, stumm und verschlossen. Ich verkrampfte mich, sagte nichts und versuchte ihn nicht mehr anzusehen.

Mein Unbehagen verstärkte sich, weil ich in meinem eigenen »Schweigen« auch eine Trotzhaltung erkannte. Ich hatte ein schlechtes Gewissen. Ein souverän wirkender Mann saß mir gegenüber. Ich hatte Angst. Ich fühlte, daß meine Redebereitschaft vor dem Arzt erstickte. Aus dem Chefsessel blickte mir soviel Überlegenheit entgegen, wie konnte ich sie mit den Sorgen meines Lebens belasten?
Meine Gedanken sprangen hin und her. Ich fühlte mich überfordert. In den nächsten Minuten dachte ich nicht mehr an mich, sondern nur noch daran, wie ich den Arzt von meiner wertlosen Person befreien kann. Nicht mit mir, sondern mit dem Arzt hatte ich Mitleid, weil ich mich unwürdig fühlte, daß er mir seine Zeit opfert. Mein verdrehtes Mitleid war typisch für eine Depression. Außerdem war mir nicht klar, warum der Arzt schwieg. Die Gründe hierfür waren mir noch unbekannt.
Nach einer gewissen Zeit lockerte sich die Atmosphäre, denn der Arzt sagte, daß nicht er, sondern ich reden solle. Das war alles.
Meine intimsten Probleme sage ich einem Arzt, in dessen Gegenwart ich mich wohl fühle. Zu einem Arzt, der schweigt oder ab und zu nur »Hm« sagt und so wertvolle Behandlungszeit verstreichen läßt, habe ich kein Vertrauen. Mein Trotz festigte sich. Ich durfte sein Zimmer verlassen. Ich hatte jetzt niemanden mehr, dem ich mich anvertrauen konnte – zu Haus nicht – im Krankenhaus auch nicht. Ich legte mich in mein Bett und kämpfte mit Schuldgefühlen.
»Das lag nicht am Arzt, er wird schon alles richtig gemacht haben«, zweifelte ich plötzlich. »Ich weiß ja nicht mehr, an welches Problem ich zuerst denken soll..., meine Seele sticht und brennt..., ich habe niemanden..., das ewige Selbstmitleid...«
Alle weiteren »Geprächе« zwischen dem Arzt und mir verliefen ähnlich.
Im Arztbericht des Krankenhauses stand später, ich zitiere: »Die Gespräche hatten einen entlastenden Charakter.« Das ist nicht richtig, denn die »Gespräche« hatten nicht einen entlastenden, sondern einen belastenden Charakter.

Hätte der Stationsarzt zu mir gesagt:
»Wir möchten, daß Sie gesund werden. Um dieses Ziel zu erreichen, brauchen wir Ihre Hilfe. Ich bitte Sie deswegen, mir etwas aus Ihrem Leben zu erzählen. Am meisten interessiert mich das, was Sie mir am liebsten nicht sagen möchten, weil Hemmungen Sie vielleicht daran hindern. Aber gerade das kann uns möglicherweise helfen, die Gründe Ihrer Erkrankung erst einmal zu verstehen. Wir werden zusammen nach Möglichkeiten suchen, wie wir Sie wieder gesund machen können. Falls Sie zur Zeit noch nicht so richtig daran glauben können, wieder gesund zu werden, dann werde ich für Sie etwas fester daran glauben«.
Ich denke, wenn der Arzt mir etwas Ähnliches gesagt hätte, ich hätte mich ihm schon bald anvertraut.
Ich hätte mich dem Arzt schon deswegen anvertraut, **weil auch er meine Hilfe braucht**. Nur äußerst selten habe ich in meinem Leben jemanden meine Hilfsbereitschaft verweigert. Vielleicht hätten unsere Gespräche dann wirklich einen entlastenden Charakter gehabt.
In einer Atmosphäre der gegenseitigen Hilfeleistung entsteht Vertrauen. Das größte Hindernis zur Aufklärung der Krankengeschichte wäre somit behoben.
Ich weiß, wie kompliziert es für den Therapeuten sein kann, schwere Depressionen zu behandeln. Oft ist der Patient nicht einmal gesprächsbereit und weint nur.
Ein Therapeut sollte aber nicht schweigen. Wenn die Batterie eines Autos sich entleert hat, muß das Auto eben angeschoben werden. Die Antriebskraft des depressiv Erkrankten hat sich auch »entleert«. Schieben Sie den Erkrankten an. Lenken Sie ihn in die richtige Richtung. Bauen Sie ihm eine oder mehrere Brücken, damit er sich öffnet und Ihnen nach und nach sagt, was ihn bedrückt.
Die meisten der depressiv Erkrankten brauchen weder Mitleid, noch ein zurückhaltend-vorsichtiges Benehmen des Therapeuten. Der Erkrankte durchschaut so etwas.
Ich denke, daß eine verbindliche, ja oft sogar humorvolle Offenheit des Therapeuten dem Patienten gegenüber grund-

sätzlich sinnvoll ist. Es sei denn, schwerwiegende Gründe, die es auch gibt, sprechen dagegen.
Der Patient wird Offenheit und Freundlichkeit im Sprechzimmer, so gut er es in der Depression kann, erwidern.

Die Pünktlichkeit des Arztes oder Therapeuten

Ein Beispiel – im Krankenhaus
»Stellen Sie jetzt keine Fragen, sagte der Stationsarzt im Krankenhaus zu meinem Zimmerkollegen. »Fragen können Sie später, wenn Visite ist. Ich komme dann zu Ihnen und Sie können mir sagen, was Sie bedrückt«.
Der Arzt zog die Nadel aus der Armvene meines Mitpatienten, klebte ein Pflaster auf die Einstichstelle und verließ das Zimmer.
Vom Flur der Krankenstation hörte ich eine Glocke. Es war Frühstückszeit. Türen gingen auf und zu. Von meinem Bett aus hörte ich die Bewegungen auf dem Flur.
Allein am Klang der Schritte konnte ich manchmal unterscheiden, wer auf unser Zimmer zukam. Im Augenblick war mir so, als ob Schwester Monika…, »wie kommt es, daß sie heute Frühdienst hat?« Die Tür ging mit einem Ruck auf.
»Ach ja, es ist alles so, wie ich es vermutet habe – Gardine zu und schlechte Luft.« Schwester Monika hatte ihren Beruf gern. Darüberhinaus verfügte sie über Berufserfahrung, was eine milde Strenge mit sich brachte. Sie war mir sympathisch.
»Um 10 Uhr sind Sie heute zum EKG angemeldet«, sagte sie zu mir und verließ das Zimmer, weil vom Flur her ein Rufton zu hören war.
Ich spürte eine nervenbelastende Unruhe in mir, weil ich nicht wußte, was ich zuerst machen sollte.
Frühstücken, Körperpflege, EKG, Beschäftigungstherapie, zur Visite im Zimmer sein…, und dann war da noch der »Tropf«.
Drei Tage lang sollte mir ein Tropf vom Arzt angelegt werden.
Was zuerst? Mein Gehirn arbeitete.
In gesunden Zeiten hätte ich ein solches Programm als »Erho-

lung« betrachtet. In der Depression wird es zu einer bedrückenden Belastung.

»Wenn der Arzt mir den Tropf anlegen will und ich bin nicht im Zimmer, wird er versuchen, mich um die Mittagszeit anzutreffen. Nach dem Mittagessen will aber mein Bruder nach mir sehen.« Für mich war dieses Treffen wichtig.

Ich spürte Zeitdruck. Jeder gesunde Mensch wird davon ausgehen, daß ein Patient im Krankenhaus über genügend Zeit verfügt.

Das mag so sein – nicht aber in der Depression. Bereits kleine Probleme, auch Zeitprobleme, haben eine bedrückende Wirkung, weil sich in der Depression jedes Gefühl in seiner Intensität verstärkt.

Die Zeitnot, die ich spürte, wurde noch zusätzlich von meiner Antriebslähmung beeinträchtigt. Somit war das Chaos in meinem Kopf perfekt.

Alles würde reibungslos verlaufen, wenn der Arzt mir den Tropf schon bald angelegt hätte, oder wenn ich zumindest gewußt hätte, wann er es tun wird. Ich hätte mir so besser einen Zeitplan zurechtlegen können.

Besorgt ging ich pünktlich zum EKG. Als ich in mein Krankenzimmer zurückkam, sah ich, wie mein Zimmerkollege zwischen Fenster und Tür auf und ab lief. Er war ein älterer Herr. Dieser Mann hatte einen leichten Schlaganfall überstanden und hatte nun, genau wie ich, in der Hauptsache mit einer schweren Depression zu tun. Heute morgen erst hatte der Stationsarzt ihm ein Gespräch versprochen, wenn Visite ist.

Ich legte mich auf mein Bett und sah auf meinen Mitpatienten. Zwischen Fenster und Tür lagen ca. 8 Meter Wegstrecke. Langsam bewegten sich seine Füße auf und ab. Ich fühlte Mitleid.

Ich brauchte ihn nicht zu fragen, ob zwischenzeitlich unser Arzt im Zimmer war, um mir den Tropf anzulegen. Das Auf und Ab meines Mitpatienten verriet mir, daß noch keine Visite war.

Seit Wochen hatte ich mich an diesen Anblick gewöhnt. Mein Zimmerkollege ging täglich solange hin und her, bis der Arzt zur Visite kam und das war jeden Tag zu einer anderen Zeit. Erst nach dem Arztbesuch entspannte sich sein Gesicht. Er legte sich auf sein Bett und schlief. Kein Arzt wußte, daß dieser ältere Herr von Unruhe getrieben durch das Zimmer lief, um so auf die Visite zu warten ... Tag für Tag.

Weder mein Zimmerkollege noch ich hätten gewagt, dem Arzt dieses Problem zu erklären. Unser Harmoniebedürfnis verhindert meistens jede Äußerung, die ein friedliches Miteinander gefährdet.

Außer der Visite gibt es für einen Stationsarzt im Krankenhaus viele Arbeiten zu erledigen, die seinen Tag ausfüllen.

Er steht vermutlich oft unter Zeitdruck und muß nach der Uhr leben. Persönliche Sorgen sind ihm auch nicht fremd.

Die Visite gehört wahrscheinlich zu den wenigen Aufgaben, die er nach seinem Zeitgefühl selbst einteilen kann. Wen wundert es da, wenn der Arzt zumindest diese Freiheit für sich in Anspruch nimmt?

Aus einem gesunden Blickwinkel heraus hat der depressiv Erkrankte natürlich soviel Zeit, daß er die Viste gelassen abwarten könnte.

Der Kranke fühlt aber anders. Für ihn ist diese Wartezeit oft quälend. Was durch die morgendliche Beruhigungstablette im Kranken an Ruhe gewonnen wird, hebt sich durch die Wartezeit auf den Arzt nicht selten wieder auf.

Der Terminkalender eines Arztes ist uns Patienten unbekannt. Dennoch halte ich es für wichtig, daß der Arzt zumindest weiß, daß depressiv erkrankte Menschen die Wartezeit auf den Arzt oft als besonders schwer empfinden.

Vielleicht wäre es hilfreich, wenn der Arzt **von sich aus**, sei es im Krankenhaus oder während einer ambulanten Behandlung, dieses Problem mit depressiv erkrankten Patienten kurz bespricht.

Mangelnde Aufklärung hinsichtlich der Wirkung von Medikamenten

Wenn keine besonderen Gründe dagegen sprechen, wird sich der Erkrankte vollwertiger fühlen, wenn ihm der Therapeut den Behandlungsweg, sowie den Zweck der Medikamenteneinnahme und deren Nebenwirkungen leichtverständlich erklärt.

Auch im Krankenhaus waren mir weder der Sinn noch die Nebenwirkungen der Medikamente bekannt. Nach wenigen Tagen der Einnahme spürte ich, daß sie an meinen Depressionen nichts änderten. Im Gegenteil, sie verschafften mir, so hatte ich zunächst den Eindruck, ein dumpfes unangenehmes Gefühl im Kopf.

Meine Unkenntnis hinsichtlich der Nebenwirkungen hatte zur Folge, daß ich die Tabletteneinnahme eigenmächtig abgebrochen habe. Ohne daß das Pflegepersonal es bemerken konnte, schob ich die Tabletten mit der Zunge schnell und fest in einen Mundwinkel und trank Wasser nach. Damit das Pflegepersonal keinen Verdacht schöpfte, sagte ich danach noch etwas Belangloses.

Mein »Sprechen« sollte beim Pflegepersonal den Eindruck erwecken, daß kein Medikament mehr in meinem Mund war. So schnell ich konnte, wickelte ich später das Medikament mehrfach in Toilettenpapier ein, bis das Knäuel schwer genug war, um es in der Toilette herunterzuspülen.

Erst heute weiß ich,

- daß diese wichtigen Medikamente eine Stoffwechselstörung im Gehirn beseitigen, die durch die Depression entstanden ist.
- daß Nebenwirkungen vom Erkrankten im eigenen Interesse vorübergehend ertragen werden sollten.
- daß die Medikamente wirklich notwendig sind und oft erst nach mehreren Wochen eine antidepressive Wirkung haben.
- daß die Medikamente den Kranken viel schlafen und sich erholen lassen sollen.

Dieses Wissen mußte ich mir aber selbst aneignen. Die Ärzte haben mich hier nicht aufgeklärt.
Die Aufklärung der Patienten ist wichtig. Durch Aufklärung wird sich der Erkrankte als ein zu respektierender Mensch fühlen, der als vollwertiger Mitarbeiter gegen die Depression anerkannt wird.
Die Aufklärung sollte nicht darunter leiden, weil sie sich in vereinzelten Fällen als nicht sinnvoll erwiesen hat, oder sogar gelegentlich Gefahren in sich birgt.
In solchen Fällen darf es dem Geschick der Ärzte überlassen bleiben, die Aufklärung einzuschränken oder auf sie zu verzichten.

Keine Beschäftigungstherapie unter Druck in der schweren Depression

Lieber Leser, falls Ihnen der Begriff »Beschäftigungstherapie« noch nicht bekannt sein sollte, möchte ich Ihnen sagen, daß es sich hier um eine äußerst nützliche Einrichtung im Krankenhaus handelt. Seelisch erkrankte Menschen treffen sich in einem Arbeitsraum, in dem sie unter verständnisvoller Anleitung von Beschäftigungstherapeuten zum Beispiel ein Bild malen oder andere einfache handwerkliche Tätigkeiten verrichten können. Den Beschäftigungstherapeuten sind die seelischen Erkrankungen der Patienten gut vertraut. Darum geschieht alles in einer angstfreien, familiären Atmosphäre, in der auf den jeweiligen Gesundheitszustand des Erkrankten Rücksicht genommen wird.
Die Teilnahme des Erkrankten an der Beschäftigungstherapie ist erwünscht und somit ein Teil der ärztlichen Behandlung.
Die Beschäftigungstherapie ist ein wichtiges Hilfsmittel, verlorene Bedürfnisse und Wünsche im depressiv erkrankten Menschen neu zu wecken.
Der Erkrankte muß an seinem Gesundungsprozeß mitarbeiten und deshalb ist es sinnvoll, wenn er die Tätigkeiten in der Be-

schäftigungstherapie zunächst sieht, selbst anfängt aktiv zu werden und das auch als normal empfindet.
Darüberhinaus kann die Beschäftigungstherapie,
- das Selbstvertrauen stärken helfen,
- das Gefühl vermitteln, selbst etwas hergestellt, etwas geschafft zu haben,
- die Konzentration und Geduld trainieren,
- Freude und Ablenkung schaffen, die Belastbarkeit erhöhen und die Kontaktaufnahme unter den Patienten fördern.

In der Beschäftigungstherapie kann auch erprobt werden, wie der Erkrankte auf erste kleine Anforderungen des Alltags reagiert. Die Beschäftigungstherapie ist also grundsätzlich eine sinnvolle und nützliche Einrichtung.
Ein Problem aber ist, daß vereinzelt vorwiegend schwer depressiv erkrankte Menschen sich sträuben, in die Beschäftigungstherapie zu gehen.
Meine Bedenken richten sich in diesem Fall gegen den Druck, mit dem diese Patienten mitunter gegen ihren Willen in die Beschäftigungstherapie geschickt werden.
Bei unterschiedlichen Krankenhausaufenthalten habe ich es erlebt, daß ich von der Stationsschwester in die Beschäftigungstherapie geschickt wurde. Die Stationsschwester wiederum folgte damit einer Weisung des Stationsarztes.
Über den Sinn und Nutzen der Beschäftigungstherapie wurde ich nicht aufgeklärt. Von selbst habe ich nie lange über den Sinn dieser Einrichtung nachgedacht. In meinen Gedanken hatte meine bedrohliche Lebenssituation Vorrang.
Der Druck, in die Beschäftigungstherapie gehen zu müssen, ließ mich vermuten, daß diese Einrichtung ihre Daseinsberechtigung durch zahlreiches Erscheinen der Erkrankten aufrecht erhalten muß. Das heißt, man hat mich unaufgeklärt in dem Glauben gelassen, mit meiner Anwesenheit in der Beschäftigungstherapie mehr für die Existensberechtigung dieser Einrichtung zu tun, als für mich selbst.
Heute erst verstehe ich die Bedeutung der Beschäftigungstherapie besser.
Dieses Verständnis verdanke ich einem guten Informations-

blatt, das ich zufällig auf einem Marktplatz gesehen habe. Es wurde dort kostenlos von der Nervenklinik Berlin-Spandau verteilt.

Wenn mir ein Stationsarzt erklärt hätte, daß eine kurze Beschäftigungsmöglichkeit für meinen Gesundungsprozeß wichtig ist, weil wir gemeinsam herausfinden wollen, ob und wie weit ich schon belastbar bin, hätte ich wahrscheinlich einen entsprechenden Versuch gewagt.

Somit stellt sich die Frage, warum der Erkrankte nicht als ein mündiger Mensch betrachtet wird, mit dem man sich durchaus über den Sinn ärztlich getroffener Maßnahmen unterhalten kann?

Die Aufklärung ist ein wichtiger Mosaikstein im Gesundungsprozeß des depressiv Erkrankten, sofern kein Verdacht besteht, daß er unter dieser Aufklärung Schaden nimmt.

Viele Menschen sind depressiv erkrankt, weil sie sich in ihrem Leben nicht mehr wichtig genug genommen fühlten.

Mit der mangelnden Patientenaufklärung aber werden die Gründe, die unter Umständen zur Entstehung einer Depression beigetragen haben, aufrechterhalten und gefestigt.

Ein Beispiel:

Nach einem ca. vierwöchigen Krankenhausaufenthalt hatten sich meine schweren Depressionen nicht gebessert. Nur zur Nahrungsaufnahme, Körperpflege und Untersuchungsterminen hatte ich das Bett verlassen.

Der Stationsarzt trat an mein Bett und gab mir zu verstehen, daß er nicht bereit ist, jeden Tag hören zu müssen, daß ich wieder nicht in der Beschäftigungstherapie gewesen bin.

Er bekräftigte sein Unverständnis und gab mir unmißverständlich zu verstehen, daß ich in die Beschäftigungstherapie zu gehen habe. Meine Depressionen vertieften sich.

Was ich später in der Beschäftigungstherapie durchmachte, möchte ich nun mit Hilfe eines Vergleichs verdeutlichen.

Dieser Vergleich mag etwas wirklichkeitsfern erscheinen. Er soll aber verstehen helfen, warum der Erkrankte von sich aus nicht immer in die Beschäftigungstherapie gehen kann. Die wirklichen Gründe liegen nicht allein in der Entscheidungsunfähigkeit eines depressiv Erkrankten.

Vergleich

Ein verheiratetes Paar befindet sich auf einer Schiffsreise über den Ozean.

Der Ehemann verliebt sich noch auf dem Schiff in eine andere Frau. Die verlassene Ehefrau ist völlig überrascht und verzweifelt. Mit allem im Leben hat sie gerechnet, nur nicht damit, verlassen zu werden.

Ihre Illusion von einer anhaltenden Lebensgemeinschaft ist zerstört. Ihre Seele quält sich. Sie kann das Schiff nicht verlassen und muß auch einmal mit ansehen, wie ihr Ehemann mit der anderen Frau Hand in Hand über die Reling geht.

Das Wetter verschlechtert sich. Die Nacht bricht an, die verlassene Frau steht wie versteinert an Bord. Sie wird von einem Gefühl überfallen, daß ihr bisher unbekannt war – sie möchte sterben. In diese beginnende Todessehnsucht hinein fällt ihr auch noch ein Brief ihres Arbeitgebers ein, in dem stand, daß sie mit einer baldigen Kündigung rechnen muß.

Es mag wirklichkeitsfremd klingen, aber nehmen wir einmal an, dieser Frau gelingt es, sich unbemerkt in einem Schlauchboot auf das Wasser herunter zu lassen. Das Passagierschiff entfernt sich und wird in der Ferne immer kleiner. Von der Welt abgeschnitten, sitzt sie im Schlauchboot und sieht keine Möglichkeit mehr, den Gefahren der Wellen auszuweichen.

Was geht nun im Kopf dieser Frau vor? Vielleicht denkt sie an Rettungsmöglichkeiten? Möglicherweise läßt sie ihr bisheriges Leben durch ihren Kopf gehen. Vielleicht denkt sie gar nichts und ist völlig erstarrt vor Angst.

An eines aber denkt sie bestimmt nicht. Sie denkt in ihrer Situation sicher nicht daran, ein Bild zu malen oder einen Korb zu flechten, auch dann nicht, wenn sie entsprechendes Material im Boot hätte.

Genau das aber wird mitunter von schwer Depressiven in der

Beschäftigungstherapie gewünscht. Genau wie diese Frau auf dem Ozean, spüren die Kranken häufig

– **eine äußerst ähnliche Angst** oder Gleichgültigkeit
– Verlassenheit, Gefahr oder Todessehnsucht.

Es fehlt jeglicher Anreiz, überhaupt irgendetwas zu tun.
Während ich im Krankenhausbett noch einen Hauch von Geborgenheit spürte, drohte meine Seele in der Beschäftigungstherapie zu ersticken, weil ich hier keine Lösung für meine persönlichen Lebensprobleme suchen konnte.
Ich erinnere mich, meine Seele hat sich eine Dringlichkeitsordnung hinsichtlich meiner Tätigkeiten geschaffen, aus der ich mich nur äußerst schwer befreien konnte.
In dieser Ordnung war die Beschäftigungstherapie noch nicht enthalten.
Auch ein Spaziergang kann bei schweren Depressionen mit einem Akt der Überwindung verbunden sein.
Während einige der Kranken aber bei einem Spaziergang noch hoffen, eine Lösungsmöglichkeit ihrer Probleme zu finden, schwindet diese Hoffnung in der Beschäftigungstherapie, denn hier sollen sie ihre Gedanken auf etwas anderes konzentrieren als Probleme.
Die Ablenkung, ein Bild zu malen statt Probleme zu wälzen, mag aus therapeutischer Sicht wünschenswert sein.
Die Erkrankten aber können diesen Wunsch nicht immer nachvollziehen, weil sie im Einzelfall ebenso wie die Frau im Schlauchboot reagieren:
»Erst wenn das Boot in eine schützende Bucht getrieben wird oder sich dem Strand nähert, lassen sich die verängstigten Gedanken auch auf etwas anderes lenken.«
Das heißt: Erst Aussicht auf mehr Geborgenheit und Ordnung im privaten Lebensbereich des Erkrankten, dann eine Tätigkeit in der Beschäftigungstherapie.
Schwererkrankte sind oft so angsterfüllt, daß sich ihre Willensstärke nicht in jedem Fall dadurch bessern läßt, daß sie innere Widerstände überwinden lernen.
Diese Reaktion empfinde ich als durchaus verständlich.
Aus meiner Erfahrung mit diesem Problem würde ich es aber

für möglich halten, daß auch schwerkranke Patienten einen Versuch wagen, in die Beschäftigungstherapie zu gehen, wenn der Arzt sie nur anders motiviert.
In einigen Fällen würde ich dem Arzt dabei empfehlen, eine »kindlich-verbindliche Sprache« anzuwenden. Ich würde es sogar für legitim halten, wenn der Arzt hierbei die Schwachpunkte des Erkrankten anspricht.
»Schwachpunkte« des Kranken sind seine Egozentrik und seine Neigung zur Hilfsbereitschaft.
Ich hätte die Beschäftigungstherapie möglicherweise für ebenso notwendig wie eine körperliche Untersuchung gehalten, wenn der Arzt sie mir als ebenso wichtig für meinen Gesundungsprozeß erklärt hätte. Eine solche Erklärung könnte zum Beispiel den folgenden Wortlaut haben:
»Wir möchten, daß Sie gesund werden und müssen deswegen zahlreiche Untersuchungen vornehmen. Da haben wir auf der einen Seite die körperlichen Untersuchungen und auf der anderen Seite benötigen wir auch Angaben, wie Sie sich in der Beschäftigungstherapie fühlen werden.
Wir möchten wissen, ob Sie schon ein leichtes Interesse spüren, zum Beispiel ein Bild zu malen oder nur etwas zusehen werden, was Ihre Mitpatienten dort tun. Sie sind dort völlig frei. Wir wissen, daß Sie in diesem Augenblick der Ansicht sind, daß Sie sich in der Beschäftigungstherapie nicht wohl fühlen werden. **Sie haben ganz andere Sorgen.**
Wir wissen aber auch, daß einige unserer Patienten sich in diesem Glauben getäuscht haben. Wider Erwarten fühlten sie sich bei einer leichten Tätigkeit doch ganz wohl.
Versuchen Sie, die Beschäftigungstherapie so notwendig wie eine körperliche Untersuchung anzusehen, die wir machen müssen, damit wir ein genaues Bild darüber erhalten, wie es Ihnen geht. **Wir sind hier auf Ihre Hilfe angewiesen.**
In Ihrer Entscheidung, in die Beschäftigungstherapie zu gehen oder nicht, sollen Sie sich jedoch frei fühlen.«

Wird eine ähnlich formulierte Erklärung an den Patienten während einer Chefvisite ausgesprochen, verdoppelt sich die

Wirkung auf den Patienten, weil mehrere Augen hilfesuchend auf ihn gerichtet sind.
Die egozentrische Veranlagung des Kranken und seine oft hohe Hilfsbereitschaft sind jetzt angesprochen. Er spürt, daß es ohne ihn nicht weitergeht – **er steht im Mittelpunkt**. Er spürt jetzt etwas, was er lange vermißt hat. Seine Person ist gefragt (ohne ihn läuft nichts mehr).
Sollte der Erkrankte einer ähnlich formulierten Bitte des Arztes nachgeben, ist das eine erfreuliche Entwicklung. Der Kranke geht jetzt möglicherweise leicht motiviert in die Beschäftigungstherapie.
Sollte sich der Kranke einer solchen Mithilfe dennoch entziehen, würde ich den helfenden Personen empfehlen, noch eine abwartende Haltung einzunehmen – auch wiederholt.
In dieser Wartezeit sollte, **wenn möglich**, an den gegenwärtigen Problemen des Kranken etwas verbessert werden.
Ein Arzt, der sich hilfesuchend an den Patienten wenden kann, gewinnt an Vertrauen – besonders in den Augen des Erkrankten.

Der Gesundungsprozeß läßt sich in vielen Fällen abkürzen

Die Leidenszeit eines depressiv erkrankten Menschen ist in der Regel zu lang. Der Erkrankte verliert wertvolle Zeit, unter Umständen Lebensjahre.
Nicht selten wird über diesen Zeitraum auch die Lebensqualität der Angehörigen beeinträchtigt. Das muß nicht so sein.
Auf den Gedanken, daß die Leidenszeit einer Depression doch irgendwie abzukürzen sein muß, kam ich erstmals in der akuten Erkrankung.
Ich erinnere mich:
An irgendeinem Tag lag ich wie gewohnt unter meiner Decke und grübelte. Plötzlich überraschte mich folgende Erkenntnis:
»Es ist nur die Seele«, schrie es in mir auf und immer wieder dachte ich, »Hier muß doch was zu machen sein, es ist doch nur die Seele.«

»Mir fehlt kein Bein.«
»Ich habe keinen »Krebs« und meine Blutwerte sind auch in Ordnung.«
»Ich habe also körperlich alle Voraussetzungen, wieder wie ein gesunder Mensch zu leben.«

Mit einer unglaublichen Verbissenheit fing ich an, allein nach Rettungsmöglichkeiten zu suchen. Fast pausenlos suchte ich, ob Sommer oder Winter, in panischer Angst nach einem Ausweg. Nach einem Ausweg, dieses grauenvoll depressive Gefühl abzuschütteln, das wie Teer, mit Dornen vermischt, an meiner Seele klebte.
Dabei bildete sich zunehmend in mir der Verdacht, daß eine

Depression, ja sogar **eine schwere Depression, leicht zu heilen sein müßte.**
»Selbst eine langanhaltende Depression und ein völlig gesundes Lebensgefühl, liegen dicht beieinander – beides liegt häufig nur einen Sprung weit voneinander entfernt«, spürte ich.

Ein Beispiel:
Zwei lange Autostraßen liegen parallel nebeneinander. Beide Straßen sind durch einen Kanal voneinander getrennt. Stellen Sie sich einmal vor, lieber Leser, Sie sitzen im Auto und fahren auf der linken Seite, die im Schatten liegt. Sie müssen aber aus mehreren Gründen auf die rechte, sonnige Seite herüber. Die einzigen drei Brücken die es gibt, sind durch ein Unwetter zerstört. Was nun?
Das ungefähr ist die Situation, in der sich der Schwererkrankte befindet. Die sonnige Seite des Lebens scheint nur einen Sprung weit entfernt und ist doch so schwer erreichbar.
Statt einer Brücke baut der schwer depressiv erkrankte Mensch eine hohe Mauer. Ihm muß immer wieder geholfen werden, gegen diesen Irrtum anzugehen.
Wenn Erkrankung und Gesundheit oft nur einen Sprung weit auseinanderliegen, wie soll der Kranke diesen Sprung schaffen, wenn ihm nicht selten sogar die Antriebskraft für einfache Dinge wie Körperpflege fehlt?
Von wo soll die Kraft herkommen, eine Brücke, ein neues Leben aufzubauen?
Die beste Kombination, einem depressiv erkrankten Menschen zu helfen, besteht zunächst aus den herkömmlichen Wegen:
- Gespräche mit dem Therapeuten. Die Gründe, die zur Depression geführt haben, werden gesucht. Das kann unter Umständen etwas Zeit in Anspruch nehmen.
- Behandlung mit Medikamenten.
- Beseitigung der Ursachen, die zur Depression geführt haben (soweit wie möglich).
- Beseitigung von anderen Problemen, die den Kranken belasten (soweit wie möglich).

Der Therapeut weiß nach einer bestimmten Zeit, ob die Therapie in der eingeschlagenen Richtung dem Patienten guttut und ob sie ihm hilft, aus der Depression herauszukommen. Endlose Therapien sind wenig erfolgversprechend und sollten ab einem gewissen Zeitpunkt in der Richtung geändert werden.

Ein Beispiel:
Im Krankenhaus habe ich eine Patientin gesprochen, von der ich den Eindruck hatte, daß sie ihre Erkrankung »lebenslänglich« therapieren wird. Diese Frau bewegt sich seit Jahren von einer »Erkenntnis« zur nächsten. Viele Therapien und Erkenntnisse haben ihr angeblich gutgetan und geholfen. In einem Abendkurs über die Seele des Menschen hat sie auch viel gelernt.

Auf meine Frage, was sie denn dort gelernt hat, antwortete sie, daß es irgendetwas vom »Ich und Über-ich« war. So genau weiß sie es nicht mehr. Sie hat aber alles aufgeschrieben. Sie wird mir den Zettel mal zeigen.

Jetzt hätte sie noch von einer neuen Selbsthilfegruppe gehört, wo sie demnächst...

Wie soll diese Frau gesund werden?

Ziel einer Therapie muß es sein, den Gesundungswillen und die Selbsthilfefähigkeit des Kranken zu stärken und nach Wegen zu suchen, wie er baldmöglichst in ein Leben zurückgeführt werden kann, in dem ihn irgendwelche Theorien wenig interessieren. Wenn die Erkrankten darüberhinaus noch ein paar nützliche Einsichten annehmen wollen, umso besser. Danach sollte man sich einfach mehr der praktischen Hilfe zuwenden.

Der depressiv Erkrankte ist dann wieder gesund, wenn er Freude an der Arbeit hat, sein Rentner-Dasein genießt, seinem Hobby nachgeht, den Kindern im Haus ein fröhliches Wort zuruft oder sich wieder für Alltagsfragen interessiert, um nur einige Beispiele zu nennen.

Die richtige Frage sollte also lauten:
»Wie ist es mit praktischen Mitteln zu schaffen, einen Gesundungsprozeß einzuleiten, der Aussichten hat, dem Erkrankten schneller ein Leben in Zufriedenheit und Zuversicht zu ermöglichen?«
Dabei halte ich es für fragwürdig, ob auch die Schwächen des Erkrankten therapiert werden sollten. Es gibt depressiv erkrankte Menschen, deren Schwächen sich einfach nicht behandeln lassen. Die Schwächen bleiben bei vielen der Erkrankten verwurzelt, mit oder ohne Therapie.
In solchen Fällen scheint es mir einfacher, man läßt dem Kranken die Schwachpunkte, die für seinen Gesundungsprozeß nicht von entscheidender Bedeutung sind.
Ich wiederhole noch einmal einige »Schwachpunkte« des Kranken:
Hohe Sensibilität, Neigung zum Perfektionismus, starkes Harmoniebedürfnis, Ordnungsliebe, Pflichtbewußtsein und Egozentrik. Ich hatte es auch immer gern, hier und da mal als ›unentbehrlich‹ zu gelten.
Ich habe es aufgegeben daran etwas ändern zu wollen. **Ich wurde auch so gesund.**
Irgendjemand hat einmal gesagt, daß es nichts auf der Welt zu verbessern oder zu ändern gibt, außer dem eigenen Blickwinkel.
Das habe ich getan. Ich nenne viele meiner »Schwächen« jetzt einfach »Stärken«, wenn ich merke, daß ich mich doch nicht ändern kann.
Den einfachen Lösungsmöglichkeiten in der Depession wird aus meiner Sicht oft zu wenig Beachtung geschenkt.
Wenn der Aufzug in einem großen Haus defekt ist, muß man eben die Treppe benutzen. Eine ähnliche Möglichkeit sehe ich auch in der Hilfeleistung für depressiv erkrankte Menschen.
Nach vielen Jahren der Erkrankung habe ich einen Weg gefunden, der aus der Depression herausführt. Ich bin davon überzeugt, daß noch mehr Erkrankte schneller aus dieser Erkrankung herausfinden, wenn ein Plan erstellt und zügig verfolgt wird. Der Kranke schafft das nicht allein. Er braucht Hilfe.

Ich gebe nun meine Erfahrungen, wie ein solcher Plan aussehen kann, an Sie, lieber Leser, weiter.
Sollten Sie selbst einen depressiv erkrankten Menschen betreuen und haben noch eine Idee, wie unter Berücksichtigung der ganz persönlichen Lebensumstände des Kranken eine solche Brücke in die Gesundheit etwas anders gebaut werden muß, umso besser.

Den Weg aus der Depression vorbereiten

Die erste Hilfe

Zunächst gibt es auf dem Weg in die Gesundheit einige Überlegungen und »Maßnahmen«, die zügig geklärt oder eingeleitet werden sollten, weil sie bereits im Vorfeld den eigentlichen Gesundungsprozeß erleichtern helfen. Ich meine »Maßnahmen« und Überlegungen vorbereitender Art. Sie können durchgeführt werden, **ohne unlösbare** Schwierigkeiten überwinden zu müssen.
Der Weg aus der Depression sollte vorbereitet werden.
Ein kurzes Beispiel:
Beim Renovieren eines Hauses, werden Handwerker und alle helfenden Personen unterschiedliche Vorbereitungen treffen, damit die eigentliche Arbeit möglichst nicht behindert wird. Viele Einrichtungsgegenstände werden abgedeckt, verschoben oder ganz aus dem Haus getragen, damit sie während der Renovierungsarbeiten nicht beschädigt werden. Diese Vorbereitungen sind manchmal aufwendig, aber sie lohnen sich, weil durch sie Schaden verhindert wird und der eigentliche Arbeitsablauf im Haus schneller und störungsfreier verläuft.
Es liegt nicht zuletzt an der hohen und **teilweise auch verborgenen** Empfindlichkeit des depressiv Erkrankten, daß der Weg aus der Depression ebenfalls vorbereitet werden sollte.
Diese Vorbereitungen bieten eine bestmögliche »Sicherheit« dafür, daß sich **möglichst wenig Widerstände** im späteren Gesundungsablauf dem Kranken entgegenstellen.
Die nun folgenden Maßnahmen und Überlegungen führen noch nicht aus der eigentlichen Depression heraus. **Sie sind**

aber eine entlastende, unverzichtbare Grundlage für alle weiteren Gesundungsbemühungen. Folgende Punkte sollten zunächst geklärt, bzw. berücksichtigt werden:

- Die Selbstmordgefährdung.
- Die körperliche Abwehrkraft muß gestärkt werden.
- Die richtige Umgangsart mit dem Erkrankten.
- Ein mehrfacher Arzt- oder Therapeutenwechsel kann notwendig werden.

Die Selbstmordgefährdung

Nicht selten sind schwer depressiv erkrankte Menschen selbstmordgefährdet. Als erste Hilfsmaßnahme sollte diese Bedrohung so weit es geht erkannt und ausgeschlossen werden.
Eine weit verbreitete Meinung ist falsch:
»Wer mit Selbstmord droht, tut es nie.«
»Die Menschen, die es wirklich tun, sagen vorher nichts.«

Diese oft gehörten Ansichten entsprechen nicht der Wirklichkeit. Die Wahrheit ist, daß sich diese Frage mit einer ähnlichen Genauigkeit wie das Wetter vorhersagen läßt.
Ich habe meinem Bruder und meinem Arzt gesagt, daß ich große Sehnsucht spüre, dieses Leben zu beenden. Ich habe ihnen aber auch versprochen, daß ich meine »Wünsche« nicht in die Tat umsetzen werde. Mit einem Wortbruch hätte ich nicht in den Tod gehen können. Dem Erkrankten ein solches Versprechen abzunehmen, kann hilfreich sein, aber auch hierauf sollte man sich nicht verlassen.

Begründung:
Immer wieder kommt es vor, daß Menschen an einer schweren Depression gewollt sterben. Der Kranke spürt, daß seine Zukunft nur noch eine tägliche Wiederholung der augenblicklichen Seelenqual sein wird.
Er fühlt sich,
– als ein Verlierer des Lebens,

- in die Enge getrieben,
- wertlos, isoliert und dem Neuaufbau seines Lebens nicht mehr gewachsen.

Er fühlt keine Kraft, weiter um Zuneigung oder Anerkennung zu kämpfen – er ist müde. Er glaubt auch, die Erwartungen seiner Mitmenschen nicht mehr erfüllen zu können. Die Grenzen seiner Leistungsfähigkeit sind überschritten. Er kann sich zu nichts mehr aufraffen. Er kann kein zeitliches Ende seiner Erkrankung sehen. Einige der Erkrankten sind davon überzeugt, daß sie für ihre Mitmenschen nur noch eine Belastung sind.
Schwere und akute Depressionen sind oft so unverständlich für gesunde Menschen, daß ich wieder ein Beispiel zu Hilfe nehmen möchte, um die »seelische Falle«, in der sich Kranke mit Selbstmordgedanken befinden können, verständlicher zu machen.

Ein Beispiel:
Ein Mensch erleidet durch einen Unfall so schwere Verletzungen, daß ein gewohntes Weiterleben nicht mehr möglich ist. Der Gedanke, künftig nicht mehr laufen, arbeiten oder gar sehen zu können, kann zu dem Wunsch führen, im eigenen Interesse und im Interesse aller Angehörigen, nicht mehr leben zu wollen.
Obwohl der depressiv Erkrankte wahrscheinlich körperlich gesund ist, kann seine Seele in schweren Stunden äußerst ähnlich empfinden wie die des Unfallopfers.
In einer Depression kann die Seele völlig »verrückt« spielen.
Aus dieser Not heraus kann der Wunsch entstehen, das Leben zu beenden.
Die schwer depressiv erkrankten Menschen leiden zuviel. Einige von ihnen halten es einfach nicht mehr aus. In Einzelfällen wird auch die seelische Widerstandskraft weniger, je länger die Erkrankung anhält.
Obwohl ich mit dieser »Todessehnsucht« lange vertraut war, bin ich auch heute noch der Meinung, daß ich nicht in den Tod gehen wollte.
Ich wollte nur nicht mehr leben!

Ich empfinde hier einen Unterschied. Alles was ich wollte, war meine bestialischen Qualen beenden.
Meine Einsamkeit und meine vielfältigen Probleme hatten ein Nervenbündel aus mir gemacht. Ich konnte kaum noch vernünftig denken.
Der Drang zum Selbstmord kann so stark werden, daß der Kranke nicht mehr verantwortlich ist für das, was er tut. Ich denke, daß es auch Menschen gibt, denen man Selbsttötungsabsichten nicht deutlich genug anmerkt. Einige von ihnen werden nur ruhiger oder sie ordnen zum Beispiel ihre Papiere.
Die helfenden Personen sollten diese Gefahr beachten und Vorsorge treffen, damit das Schlimmste vermieden wird.
Ein selbstmordgefährdeter Mensch sollte schnellstmöglich aus seiner Einsamkeit geholt – notfalls in ein Krankenhaus eingewiesen werden. **Ein depressiver Mensch mit Selbstmordgedanken sollte nicht allein gelassen werden.**

Die körperliche Abwehrkraft muß gestärkt werden

Durch eine langanhaltende Depression wird auch der Körper des Kranken geschwächt. Man wird anfälliger für körperliche Erkrankungen und unerklärliche Schmerzsymptome.
Erst nach einer langen Erkrankungszeit habe ich festgestellt, daß meine körperliche Leistungsfähigkeit erheblich nachgelassen hatte. Mich plagte eine anhaltend körperliche Erschöpfung. Ständige Müdigkeit, Kopfdruck, Kopf- und Nackenschmerzen, Verspannungen, rheumaähnliche Schmerzen in Beinen und Armen und Völlegefühl waren an der Tagesordnung.
Dieser Leistungseinbruch erfolgte innerhalb weniger Tage und wurde später von schmerzhaften Lymphknotenschwellungen am Hinterkopf, Muskelschmerzen, Gelenkschmerzen, leichten chronischen Entzündungen im Rachen und geringgradig erhöhten Temperaturen, begleitet.
Viele dieser Erscheinungen können eine organische Ursache

haben. Sie können aber auch eine Folgeerscheinung der depressiven Erkrankung sein.
In der Depression befindet man sich in einer hochgradigen Streßsituation – auch dann, wenn man keine berufliche Tätigkeit mehr ausübt.
Anhaltender Streß schwächt die Abwehrkräfte im Körper.
Durch ständiges Bettliegen werden die geschwächten Abwehrkräfte weiter gesenkt. Das sind meine Erfahrungen.
Der Kranke neigt oft **hartnäckig** dazu, die Ursache seiner Schwäche und Schmerzen in einer körperlichen Erkrankung zu suchen.
Ob jedoch eine organische Krankheit vorliegt oder ob all diese Symptome Folgeerscheinungen der Depression und der geschwächten Abwehr im Körper sind, bedarf der ärztlichen Klärung.
Ich habe aber keinen Zweifel, daß in einer langanhaltenden Depression körperliche Beschwerden nicht mehr so rasch abklingen, wie man es aus gesunden Zeiten kennt. Selbst eine Schnittwunde kann für die Heilung mehr Zeit benötigen als gewohnt. Somit fühlen sich viele der Erkrankten doppelt belastet – Depressionen und körperliche Beschwerden.
Aus all diesen Gründen sollte dringend auf eine gesunde Ernährung des Kranken geachtet werden. Die körperlichen Abwehrkräfte sollten in der Depression mit natürlichen Mitteln immer wieder gestärkt werden.
Ich selbst wollte nie an die große Bedeutung einer gesunden Ernährung während meiner Erkrankung glauben. Für die Zubereitung einer gesunden Mahlzeit spürte ich auch keine Kraft, und so lebte ich von Konserven und Tiefkühlkost.
Nun gab es aber auch Tage, an denen ich in ein Restaurant essen ging. Hier machte ich eine wichtige Beobachtung. Ich spürte, daß **gekochte Mahlzeiten** den Effekt hatten, meine furchtbare Hoffnungslosigkeit in der Depression zu mindern. Ich fühlte mich, wenn auch nur für Stunden, kräftiger, den Kampf gegen meine Erkrankung wieder aufzunehmen. Ich konnte dies wiederholt beobachten.
Zwischen gesunder Ernährung und seelischem Wohlbefinden

besteht ein Zusammenhang. In der Depression ist eine richtige Ernährung besonders wichtig.

Alles, was dem Körper schadet, behindert auch den seelischen Gesundungsprozeß.

Eine gesunde Ernährung ändert nichts an der depressiven Erkrankung. Sie stärkt aber die Hoffnung in der Depression und kann somit die Bemühungen um die Gesundung fördern. Der Wille des Kranken, sich mit etwas mehr Elan selbst zu helfen, ist bei körperlichem Wohlbefinden wesentlich weniger Schwankungen ausgesetzt.

Eine Ernährung, die das körperliche Wohlbefinden erhöht, gehört mit zu den vorsorgenden Maßnahmen. Sollte also die gesunde Ernährung des Kranken bisher zuwenig beachtet worden sein, sollten hier Verbesserungen eingeleitet werden.

Im Zusammenhang mit der richtigen Ernährung weise ich noch einmal darauf hin, daß ich in der Depression bei jedem Anlaß Schmerzmittel genommen habe.

Ich weiß, daß auch andere depressiv erkrankte Menschen die Doppelbelastung – Depression und körperliche Schmerzen – nicht ertragen können und deswegen einen erhöhten Schmerzmittelverbrauch haben.

Einige der Erkrankten nehmen Schmerzmittel auch dann ein, wenn keine Schmerzen vorhanden sind. Sie nehmen diese Medikamente genau wie ich vorsichtshalber ein, aus Angst, es könnten irgendwann körperliche Schmerzen kommen. **Wie eine ungesunde Ernährung haben diese Schmerzmittel eine blockierende Wirkung im Gesundheitsprozeß des Kranken.**

Das gleiche gilt natürlich für Menschen, die in der Depression ihre Probleme mit Alkohol betäuben.

Erst wenn diese Fragen weitmöglichst geklärt sind, ist ein weiteres Stück »Vorbereitung« abgeschlossen, d.h. die körperlichen Abwehrkräfte werden für den späteren Weg in die seelische Gesundheit stabilisiert.

Die richtige Umgangsart mit dem Erkrankten

Aus meiner Erfahrung heraus gebe ich Ihnen nun Empfehlungen hinsichtlich einer richtigen Umgangsart mit depressiv erkrankten Menschen.

- Keine Kritik am Kranken. Auch wenn die Kritik notwendig und berechtigt scheint, sollte zumindest versucht werden, Wege zu finden, kritische Äußerungen zu vermeiden.
  Der Erkrankte sollte nicht mit eindringlichen oder ungeduldigen Forderungen im chronischen Wiederholungsrhythmus belastet werden.
  Er ist nicht unwillig, sondern oft unfähig, Forderungen zu erfüllen.
  Versuche, das Verhalten des Erkrankten über seine Vernunft und Einsicht zu ändern, werden in schweren Fällen ohne Ergebnis bleiben. Endlose Debatten, wie er sich richtiger verhalten soll, führen häufig dazu, daß der Erkrankte Flucht in eine noch tiefere Depression nimmt.
  Depressiv erkrankte Menschen spüren häufig Selbstmitleid. Es ist krankheitsbedingt und sollte dem Betroffenen nicht vorgeworfen werden.
- Auf keinen Fall ist ein vorsichtiger oder gar mitleidiger Tonfall im Umgang mit dem Kranken erforderlich.
  Im Gegenteil, ich meine, das würde nur schaden. Freundliche oder selbst »humorvoll« formulierte Gespräche und Ratschläge haben grundsätzlich eine bessere Wirkung. Sie haben auch dann eine bessere Wirkung, wenn der Kranke sich anhaltend uneinsichtig zeigt und auch freundlich formulierte Ratschläge nicht oder nur zögernd befolgt.
  Selbstbewußte, lebensfrohe Menschen, die nicht zu laut und ständig auf den Kranken einreden, halte ich für ideal. Selbstbewußte, gesunde Menschen haben mitunter eine Liebe zum Leben, die dem Erkrankten fehlt. Diese Liebe zum Leben kann auf den Erkrankten eine ansteckende Wirkung haben, vorausgesetzt, er spürt gleichzeitig praktische Hilfe und Zuwendung.

Ein vorsichtiges Taktieren der Menschen, die nicht wußten wie sie mit mir in der Erkrankung sprechen sollten, hat mich immer gestört. In diesem Fall wußte ich nicht, was mein Gesprächspartner sagen will oder was er verbirgt.
Für die gesunden Menschen befand ich mich hier jedoch in einem Widerspruch. Einerseits wollte ich nicht kritisiert werden, andererseits wollte ich wohltuende Offenheit ohne vorsichtiges Taktieren. Ich habe hier nie ein unlösbares Problem gesehen.

Beispiel:
Ich wäre in der Erkrankung überhaupt nicht verletzt gewesen, wenn mir jemand gesagt hätte:
»Ich habe nachgedacht, was dir helfen könnte. Ich habe überlegt, ob du erst einmal in einen Sportverein gehen solltest, damit du etwas aktiv wirst und unter Menschen bist. Ich weiß, du hast keine Kraft und siehst keinen Sinn darin. Ich weiß, du hast Angst, aber ich würde dir helfen und das erste Mal mitkommen. Niemand ist böse, wenn du dich noch nicht dazu entschließen kannst.«
Mit diesem Vorschlag ist alles gesagt. Der Kranke wird wahrscheinlich nicht auf die Idee kommen, daß hinter diesen Worten Unverständnis steckt, das ihn zum Grübeln veranlassen könnte.
Der Erkrankte wird sich jedoch quälen, wenn ihm der gleiche Vorschlag im heftigen Ton einer Aufforderung gemacht wird.
Beispiel:
»Also, ich habe heute deine Erkrankung noch einmal mit einer Kollegin besprochen. Sie ist genau meiner Meinung. Du mußt mit dem Hintern hoch, in einen Sportverein und endlich etwas tun. Ich habe auch nur Nerven. Fast eine Stunde haben wir über dich gesprochen, jetzt wurden mir erst einmal die Augen geöffnet.«
Das, lieber Leser, meine ich mit wohltuender Offenheit und unerträglicher Kritik. Ich denke, der Kranke braucht gar nicht die vorsichtige Behandlung, wie so oft vermutet wird.

- Er sollte vorerst auch nicht aufgefordert werden, seine Einstellung zu diesen oder jenen Lebensfragen zu ändern.
  Eine »Beschönigung der Erkrankung«, wie etwa, » Na, dir geht es ja heute schon viel besser«, ist, solange die schwere Erkrankung anhält, ebenfalls nicht richtig.
- Ein Freund meinte es gut und sagte zu mir, »Sieh heraus, wie schön die Welt ist, das Leben macht Spaß.«
  Natürlich hatte er recht mit dem, was er sagte. In der Depression konnte ich aber seine Ansicht nicht nachvollziehen, und so hatte ich nur das Gefühl, daß er etwas Normales erleben kann, was für mich zur Zeit unmöglich ist.
- Dem Erkrankten sollte auch nicht gesagt werden, »Laß mich das machen, das schaffst du ja doch nicht.« Wenn der Kranke Zutrauen spürt, schafft er mehr, als viele Menschen für möglich halten.
- Der Erkrankte sollte in der Wohnung möglichst wenig allein gelassen werden. Es ist nicht erforderlich, ständig an seiner Seite zu sitzen. Das wird ihm möglicherweise auch zuviel. Die Anwesenheit eines Menschen in seiner Wohnung scheint mir wichtiger.
  Als ich einmal gefragt wurde, warum man in dieser Erkrankung so schlecht allein sein kann, habe ich geantwortet:

»Aus dem gleichen Grund, warum ein seelisch gesunder, aber empfindsamer Mensch am 24. Dezember eines jeden Jahres auch nicht allein sein will. Der depressiv erkrankte Mensch spürt immer eine heiligabendähnliche Sehnsucht nach Geborgenheit.«
Im Zusammenhang mit der Frage des »Alleinseins« kann ich dem Erkrankten nicht ohne Weiteres eine Urlaubsreise oder Heilkur empfehlen. Ich habe beides versucht und bin gescheitert. Aufgrund meiner Depressionen fühlte ich mich im Erholungsort fremd und isolierte mich. Das hatte zur Folge, daß ich noch stärker unter der Einsamkeit zu leiden hatte. Ein solches Vorhaben hätte jedoch mehr Aussicht auf Erfolg, wenn der Betroffene sich in vertrauter Gesellschaft befindet.

- Die Angehörigen oder Freunde raten dem Kranken oft: »Du mußt unter Leute.« Das kann falsch oder richtig sein. Es gibt Phasen in der Depression, in denen sich der Kranke, wenn er unter Leuten wäre, noch schlechter fühlen würde. In diesem Fall sollte erst versucht werden, die Aussichten auf Erfüllung seiner seelischen Bedürfnisse zu verbessern.
  Gelegentlich kann aber versucht werden, mit dem Erkrankten etwas gemeinsam zu unternehmen. Alles jedoch, ohne Druck auf ihn auszuüben. Der Kranke hat in der Regel die Fähigkeit verloren, sich zu freuen. Der Besuch eines Vergnügungsparks kann also durchaus seine seelischen Qualen verstärken. Ein Spaziergang in vertrauter Gesellschaft könnte mehr Sinn ergeben. **Das muß probiert werden.** Die helfende Person sollte nicht verärgert sein, wenn der Schwererkrankte noch alles ablehnt.
- Schwererkrankte können oft nicht länger als ca. 10 Minuten zuhören, dann fühlen sie sich erschöpft. Besonders dann, wenn sie unter der Wirkung von Medikamenten stehen. Man sollte sie also fragen, ob oder wann ein Gespräch anfängt, sie zu belasten.
- Während der Depression sollte der Kranke nicht gedrängt werden »Entscheidungen« zu treffen. Eine Entscheidung zu treffen, wird ihm schwerfallen. Außerdem wird der Erkrankte vermutlich auch zu Fehlentscheidungen neigen.
- »Keiner wird an deine Tür klopfen, du mußt da schon selber...«, wurde mir gesagt, als ich einmal einen sehr verzweifelten Eindruck machte.
  Auf eine solche, sicher gutgemeinte Empfehlung, wird von dem Erkrankten die Reaktion eines gesunden Menschen erwartet.
  Wenn der Erkrankte auf durchaus vernünftige Ratschläge dieser Art hören und reagieren könnte, **wäre er nicht krank**. Solche Ratschläge sind ja vom Inhalt her nicht so verkehrt; sie sollten aber anders formuliert werden. Wenn dem Kranken erklärt wird, daß seine Mithilfe im Gesundungsprozeß eine Erleichterung wäre, wird er weniger Druck verspüren.
- Falls der Depressive in ein Krankenhaus eingewiesen wer-

den muß, sollten die helfenden Personen dem Kranken die Angst hiervor nehmen. Auch ein Krankenhausaufenthalt geht vorüber.

Eine verständnisvolle Umgangsart mit dem Kranken ist für seinen Gesundungsprozeß notwendig.

Nach dem erfolgreich abgeschlossenen Gesundungsprozeß sollte eine weitgehend kritiklose Umgangsart noch eine Zeit lang beibehalten werden.

Ein mehrfacher Arzt- oder Therapeutenwechsel kann notwendig werden

»Der Arzt oder Therapeut haben viele Jahre studiert, sie werden schon alles richtig machen, es sind Experten«, so denken oft die Erkrankten und Angehörigen.

Die Entscheidungsunfähigkeit und die Veranlagung des Erkrankten, die Fehler anderer Menschen auf sich selbst zu beziehen oder mittragen zu wollen, läßt den Depressiven kaum an einen Therapeutenwechsel denken. Vor allem dann nicht, wenn er seinen Therapeuten schon Jahre kennt und sich von ihm abhängig fühlt. Außerdem, was würde der Therapeut von ihm denken?

Der Patient hat das Recht, den Arzt oder Therapeuten sooft zu wechseln, bis er sich verstanden und gut umsorgt fühlt. Allein der Gedanke, einen solchen Wechsel vorzunehmen, empfindet der Kranke oft mit Unbehagen. Er fühlt sich unter Umständen auch zu schwach.

Hier, lieber Leser, zeigt sich möglicherweise ein weiterer Widerstand im Gesundungsprozeß des Kranken.

Falls der Erkrankte schon sehr lange Zeit ohne Besserung seines Befindens in therapeutischer Behandlung ist, sollte, ohne Rücksicht darauf, ob sich ein Therapeut verletzt fühlen wird, der Wechsel zu einem anderen Therapeuten sorgsam überlegt und gegebenenfalls durchgeführt werden.

Es kann nicht sein, daß der Kranke und die in Mitleidenschaft gezogenen Angehörigen, **das eigene Leid** dem Therapeutenwechsel vorziehen.
Hier steht die Qualität vieler lebenswerter Jahre für Kranke und Angehörige auf dem Spiel. Wenn die Aussicht auf ein besseres Leben immer aufgeschoben wird, ist es verloren. Für viele Kranke gibt es möglicherweise bessere Medikamente oder andere hilfreiche Ideen, aus dieser depressiven Hölle herauszukommen.
Viele Menschen sind aber nicht bereit, die Aussicht auf ein zufriedenes Leben anzupacken, weil sie sich an den bisherigen Therapeut gewöhnt haben und ihn außerdem durch einen Wechsel nicht verletzen wollen. »Außerdem, so sagen mitunter die Betroffenen, weiß man ja nicht, wie der nächste Therapeut sein wird – vielleicht wird alles noch schlimmer?«
Es sollte gründlich geprüft werden, ob möglicherweise ein solcher Wechsel angebracht scheint. Diesen Ratschlag möchte ich weiter begründen:
Als ich mich im Sommer 1991 immer schlechter fühlte, suchte ich mir aus dem Branchenbuch einen Therapeuten und meldete mich zur Sprechstunde an. Der Therapeut war freundlich und sagte, daß er mich erst kennenlernen müsse. Er verschrieb mir ein Medikament.
Unser Gespräch dauerte ca. 15 Minuten. Es dauerte aber nur deswegen solange, weil wir mehrfach von der Sprechstundenhilfe oder Telefonanrufen unterbrochen wurden. Diese Unterbrechungen machten mir Angst. **Ich hatte lebensbedrohliche Probleme** und ich fürchtete, daß der Therapeut durch diese Unterbrechungen den Faden zu mir verliert.
Nach dem dritten Termin brach ich die Therapie ab. Alle geführten Gespräche wurden durch das Telefon oder die Sprechstundenhilfe unterbrochen.
Wie kann mich der Therapeut in solch einer Hektik kennenlernen? Trotzdem, die Schuld für den Therapieabbruch gab ich mir. Ich fühlte mich an allem schuldig. Falls der Therapeut noch einmal an mich gedacht haben sollte, dann ver-

mutlich in der Annahme, daß ich die Therapie abgebrochen habe, weil es mir an Gesundungswillen fehlt. **Welch ein Irrtum!**

Ende des Jahres bekam ich den Ratschlag, mich an eine zuständige Sozialfürsorgerin meines ehemaligen Arbeitgebers zu wenden.
Das tat ich und dadurch wurde völlig unerwartet mein Gesundungsprozeß eingeleitet. Die Sozialfürsorgerin gab mir den Rat, mich an Herrn Dr. K. zu wenden.

Wie oft hatte ich in meinem Leben in Wartezimmern gesessen, um Hilfe von einem Therapeuten zu bekommen?
Mutlos, aber mit dem verpflichtenden Gefühl, weiterkämpfen zu müssen, fuhr ich zu ihm.
Mein Gespräch mit dem Arzt war für 12.30 Uhr verabredet. Ich meldete mich 15 Minuten früher in seinem Sekretariat an und stellte mich auf eine längere Wartezeit ein.
Gegen 12.30 Uhr kam Herr Dr. K. auf mich zu und rief meinen Namen. »Das kann doch nicht wahr sein, die Pünktlichkeit ist Zufall«, dachte ich. Der Arzt lächelte freundlich und bat mich in sein Sprechzimmer. Er führte mich zu einer Sitzgruppe. Er und ich hatten gleichwertige Sitzflächen. Nach Ansicht dieses Arztes, war ich es also wert, genauso bequem zu sitzen wie er.
Was hat die Welt aus mir gemacht, daß ich mich hierdurch außerordentlich geehrt fühlte? Tief bewegt setzte ich mich.
Auch dieser Therapeut hatte natürlich nicht unbegrenzt Zeit für mich. Aber er sah nicht auf die Uhr – zumindest bemerkte ich es nicht. Ich spürte, daß er gern lebte und das tat mir unendlich gut. Er strahlte selbstbewußte Lebensfreude aus.
Er verabschiedete mich nach 30 Minuten und gab mir noch ein ermutigendes Wort mit auf dem Weg. Als ich ihn verließ, fühlte ich mich erleichtert. Damit hatte ich heute nicht gerechnet.
Auf dem Rückweg ging mir unser Gespräch durch den Kopf.
Der Arzt hatte mir gezielte Fragen gestellt, und ich hatte, ohne zu zögern, geantwortet. Nichts bedrückte mich in diesem

Sprechzimmer. Ich spürte keine Taktik hinter den Fragen des Arztes, sondern »endlich« wohltuende Offenheit.
Er erklärte mir, daß meine negativen Gedanken und Gefühle Streß sind und zu einer Mangelerscheinung im Gehirn führen. Diese Mangelerscheinung muß durch ein Medikament behoben werden.
Ich sagte dem Arzt, daß Sorgen und körperliche Schwäche mich so quälen, daß ich nicht einmal die Kraft spüre, die Gebrauchsinformationen der Medikamentenpackungen zu lesen. Er erklärte mir alles, was ich im Zusammenhang mit der Medikamenteneinnahme wissen mußte.
Meine schweren Depressionen kamen wieder, aber ich hatte jetzt ein Fundament – ich hatte einen Arzt, mit dem ich sehr offen meinen Gesundungsprozeß planen wollte.

Ich möchte noch einmal wiederholen:
Bei einer depressiven Erkrankung ist es so, daß die Kranken solange einen Therapeuten- bzw. Arztwechsel vornehmen sollten, bis sie sich gut aufgehoben und umsorgt fühlen. Das kann notfalls sogar einen mehrfachen Wechsel bedeuten. Jahrelanges Nichtstun ist aber noch anstrengender, wenn die Erkrankung anhält.
Wenn alle besorgten Menschen in dieser Frage hartnäckig bleiben, wird so manche Erkrankung früher geheilt.
Bei einem ratlosen Therapeuten, der die Gespräche mit dem Kranken durch Telefonanrufe oder die Sprechstundenhilfe wiederholt stören läßt, würde ich nicht mehr bleiben.
Das gleiche gilt für einen Arzt, der trotz anhaltender Erkrankung nicht nach besser wirkenden Medikamenten sucht. Es sei denn, der Arzt hat wichtige Gründe, warum er auf eine solche Suche verzichten muß.

Wenn ich wegen meiner Depressionen einen Arzt oder Therapeuten um Hilfe bitte, würde ich es als eine Wohltat empfinden,

- wenn er mich freundlich und seinen Möglichkeiten entsprechend einigermaßen pünktlich empfängt;
- wenn er nicht vor Gesprächsbeginn auf die Uhr sieht und während des Gesprächs nicht die Uhr beobachtet;
- wenn er mir sagt, daß meine Erkrankung bekannt ist und ich nicht allein bin;
- wenn er mir sagt, daß es Wege gibt, die aus dieser Erkrankung herausführen und daß er mir gern helfen möchte;
- wenn er mir ein ermutigendes Wort sagt, nicht »schweigt«, sowie offen mit mir die Lösungsmöglichkeiten meiner Erkrankung bespricht;
- wenn er mir die gleiche Bestuhlung anbietet, auf der auch er sitzt. Es ist durchaus verständlich, daß ein Therapeut eine bequeme Sitzmöglichkeit für seine Arbeit braucht.
  Die oft unterschiedliche Qualität der Sitzflächen zwischen Therapeut und Patient ist sicher nicht abfällig gemeint.
  Der Kranke ist schließlich nur kurze Zeit im Sprechzimmer und so scheint eine gleichwertige Sitzfläche nicht nötig. **Diese Logik bleibt aber gerade dem seelisch erkrankten Menschen, unverständlich.**

Wenn Sie als Arzt oder Therapeut
dem Patienten gegenüber zuversichtlich, sicher und freundlich auftreten, wird er sich in Ihrer Gegenwart wohl fühlen. Sollten Sie darüberhinaus noch Interesse und eine Spur **»Güte«** ausstrahlen, kann sich der depressiv erkrankte Mensch keinen besseren Therapeuten wünschen.
Bevor jedoch die Notwendigkeit eines Arzt- oder Therapeutenwechsels überlegt wird, möchte ich etwas über die unterschiedlichen Fachrichtungen der therapeutischen Berufe sagen.
Therapeuten, die auch Depressionen behandeln, haben unterschiedliche Berufsbezeichnungen.
Alle Therapeuten haben das gleiche Ziel. Sie wollen den erkrankten Menschen aus der Depression herausführen.

Weil sie hierbei unterschiedliche Methoden anwenden, haben sie sich jeweils andere Berufsbezeichnungen zugelegt.*
Lassen Sie sich durch die vielen Berufsbezeichnungen nicht verwirren. Der Kranke oder die helfenden Angehörigen sollten sich einfach vom Hausarzt beraten lassen, welcher Therapeut der richtige sein wird.

* Psychotherapeut, Psychologe, Facharzt für Psychiatrie und Nervenheilkunde, Nervenarzt, Analytiker, Psychoanalytiker. Nur zugelassene Ärzte dürfen auch Medikamente verschreiben. Die Bezeichnung »Therapeut« tragen alle helfenden Personen gemeinsam. Es kann sinnvoll sein, den Arzt, der die Medikamente verschreibt und gleichzeitig Therapie macht, in einer Person zu haben. **Das muß aber nicht so sein.**
Es kann auch sinnvoll sein, wenn man hier zwei Personen in Anspruch nimmt. Das muß probiert werden.

Der Gesundungsprozeß

So wird der Erkrankte gesund – meine Erfahrung

Plötzlich waren meine Depressionen weg. Sie waren einfach weg.

Meine Stirn fühlte sich kühl an. Ich spürte eine nie gekannte Ruhe. Ich konnte es kaum fassen, nach einem Jahr pausenloser Seelenqual, spürte ich für einen Tag innere Zufriedenheit.

Ich erinnere mich. Es war ein Wintertag, an dem dicke Schneeflocken fielen. Eine Bekannte besuchte mich mit ihrer kleinen Tochter. Wie immer lag ich auf meiner Couch im Wohnzimmer. Aus der Küche duftete es schon bald nach einem Mittagessen. Das Kind saß am Wohnzimmertisch und malte ein Bild nach dem anderen.

Die Musik aus dem Küchenradio drang leise zu mir.

Es war eine Atmosphäre wie Weihnachten ohne Tannenbaum und ohne Geschenke. Meine Bekannte kritisierte mich nicht, sie war einfach nur da. Einige Stunden später sagte sie, daß sie vergessen hätte, ein Hustenmittel aus der Apotheke zu besorgen. **Mit Schwung** stand ich auf, zog mich an und besorgte ihr dieses Mittel.

Meine quälende Antriebslähmung war weg. Ich spürte nicht einmal körperliche Schwäche. Nachbarn, die ich unterwegs traf, grüßte ich freundlich.

Die Enttäuschungen meiner Vergangenheit, die Summe von Verletzungen, die mich ständig grübeln ließen, alles war plötzlich bedeutungslos. Es läßt sich kaum beschreiben, wie stolz ich war, etwas Sinnvolles für die Menschen tun zu dürfen, die mir Zuwendung schenkten. Ich besorgte meiner Bekannten ein Medikament.

Ich fühlte mich gut, wenn mir auch unterschwellig die Angst vor dem Alleinsein im Nacken saß, denn ich wußte, daß mein Besuch mich bald verlasssen würde.

Am späten Abend, wieder allein, war meine Kehle vor Angst wie zugeschnürt. Meine Depressionen kamen wieder. Am nächsten Tag, lag meine Erinnerung an diesen Besuch in weiter Ferne. Ich konnte mich nicht mehr in die schönen Stunden des gestrigen Tages hineinfühlen. Wieder fühlte ich mich schwer krank.
Etwas jedoch war geblieben. Ich ahnte zum wiederholten Male, daß Depressionen sich innerhalb kürzester Zeit zurückbilden können, **wenn sich nur das unerfüllte Grundbedürfnis des Kranken erfüllen ließe.**
Meine Einsamkeit und Todessehnsucht hatte ich einen Tag lang »vergessen«, weil ich mich in einer kleinen Gemeinschaft und kritiklosen Atmosphäre geborgen fühlte. Für einen Tag spürte ich eine Art »Freude«.

Lieber Leser, ich möchte mich nun zunehmend auf meine Erfahrungen und Beobachtungen hinsichtlich der Gesundungsmöglichkeiten einer Depression konzentrieren. **Mein besonderer Blickwinkel gilt hierbei den Depressionen, die durch Einsamkeit und Mangel an Geborgenheitsgefühl entstanden sind.**

Zunächst eine kurze Wiederholung:
Jeder Mensch hat seelische Grundbedürfnisse, auf die er über eine längere Zeit nicht verzichten kann. **Solche Bedürfnisse sind:**
Liebe, Anerkennung, Zuwendung, Zutrauen, Freude, seelischer Streßabbau und das Geborgenheitsgefühl in einer harmonischen Interessengemeinschaft wie Ehe, Familie, Freundschaft oder auch Beruf.
Wenn ein Mensch an Depressionen erkrankt, dann sind in der Zeit vor seiner Erkrankung ein solcher Bedarf oder mehrere seiner Bedürfnisse nicht mehr erfüllt worden.
Wenn ein Mensch an Depressionen erkrankt bleibt, dann deswegen, weil sich in der Zeit der Erkrankung
– sein ersehntes Bedürfnis nicht erfüllen läßt und

– aus Sicht des Kranken, auch künftig nicht erfüllt werden kann.
Es gibt Angehörige, Freunde und Kollegen des Kranken, die nur äußerst schwer erkennen können, daß dem Erkrankten überhaupt etwas fehlt. Sie sind der Ansicht, daß der Kranke alles hat, was ein Mensch zum Leben braucht und eigentlich nichts vermissen kann. Das kann jedoch nicht sein. Der Erkrankte hätte keine Depressionen, wenn es so wäre.
Der nichterfüllte Bedarf des erkrankten Menschen sollte herausgefunden und in der Gegenwart, also zum Zeitpunkt der Depression, neu überdacht werden. In der Mehrzahl aller Fälle wird es so sein, daß sich erst einmal nicht ersetzen läßt, was dem Kranken fehlt.
Woher soll der Kranke einen neuen Lebenspartner nehmen, den er **möglicherweise** vermißt? Das ist nicht einfach. Oft ist es so, daß der Kranke vor einem neuen Lebenspartner Angst hat. Möglicherweise denkt er auch, er sei nicht berechtigt, eine neue Partnerschaft einzugehen, weil er

- vermutet, etwas »Ablehnendes« an sich zu haben;
- Angst hat, dem anderen Menschen nicht zu genügen;
- glaubt, er sei dafür bereits zu alt;
- glaubt, ihm fehlt etwas, was andere Menschen an sich haben, die nicht vom Partner verlassen wurden;
- Angst hat zu versagen (auch in der Sexualität);
- Angst hat vor allem, was neu und ungewohnt ist.

Obwohl seine Seele nach Geborgenheit in einer Partnerschaft brennt, kommt ihm die Verwirklichung dieser Sehnsucht wie eine Utopie vor.
Eine neue Lebenspartnerschaft würde auch bedeuten, daß er angepaßt um den Erhalt dieser Verbindung kämpfen müßte. Viele der Erkrankten haben auch Angst, »noch einmal vom Partner verlassen zu werden«. Die oder der Kranke spürt oft keinen Mut und Kraft, sich auf ein solches Wagnis einzulassen.
Oft ist der Gesundungsprozeß blockiert, weil der Kranke, aber auch die helfende Person, hier nicht weiter wissen.
Doch, es geht weiter!
Solange der seelische Bedarf nicht ausgeglichen werden kann,

gibt es nämlich die Möglichkeit, die augenblickliche Lebensqualität so zu verbessern, daß der Kranke mehr Willen, Mut und Kraft spürt, selbst am Gesundungsprozeß entscheidend mitzuwirken.

Ein Beispiel:
Ein Kind ist schwer an Grippe und Magenschmerzen erkrankt. Die Mutter hat sich für das Wochenende folgende Aufgaben vorgenommen:
Das Kind pflegen, Medikamente besorgen und die langersehnte Schulmappe kaufen. Das Kind braucht außerdem Vitamine.
Die Mutter vermutet, daß ihr Kind so schnell nicht gesund werden wird. Sie besorgt trotzdem die Schulmappe, Vitamine, Medikamente und vielleicht noch ein Spielzeug. Auf die Erkrankung direkt hat die Mutter wenig Einfluß. Sie wird sich aber um Erleichterungen und Freude für das Kind bemühen.
Wenn der schwer depressiv Erkrankte »ähnlich« wie ein Kind umsorgt wird, kann das bedeuten, daß hierdurch sein Gesundungswille und seine Selbsthilfefähigkeit gestärkt wird.
So kann erreicht werden, daß der Erkrankte zunehmend an seinem Gesundungsprozeß mitarbeitet.

Der Erfolg liegt im Detail

Oft sind es »Kleinigkeiten«, die dem Erkrankten ein besseres Lebensgefühl vermitteln. Sollte es den helfenden Personen möglich sein, auch Details in ihrer Mühe um den Kranken zu beachten, steht sowohl für die Wirksamkeit von Medikamenten als auch für die Therapiearbeit eine noch bessere Ausgangsbasis zur Verfügung.

Depressiv erkrankte Menschen empfinden mehr oder weniger bewußt eine Summe von störenden Einflüssen im Gesundungsprozeß.

Es sind »Kleinigkeiten«, die dem gesunden Menschen kaum auffallen.

Zur Verdeutlichung nenne ich zunächst ein Beispiel aus der Reisebranche und vergleiche es anschließend mit der Situation des Kranken in der Depression.

Beispiel:
Ein Mensch kommt von einer Urlaubsreise zurück und schreibt an den Reiseveranstalter folgenden Brief:
»Eine Erholung war nicht möglich, weil
- ein Baukran mir die Sicht auf das Meer versperrte;
- ich nachts wegen lauter Musik nicht schlafen konnte;
- das Zimmer ungemütlich war und die Dusche oft nicht funktionierte.

Ich betrachte diesen Urlaub als verlorene Zeit – ich fühle mich wie gerädert.«
Der Reiseveranstalter wiederum schreibt zurück, daß kein anderer Reisegast die angeblichen Mängel beanstandet hat.
Diese Beschwerden des Reisegasts haben natürlich direkt nichts mit den Sorgen im Gesundungsprozeß eines depressiv erkrankten Menschen zu tun. Sie machen aber deutlich, daß auch ein seelisch gesunder Mensch sich im Erholungsprozeß gestört fühlen kann.
Der an Depressionen leidende Mensch braucht auch Erholung. Er braucht Erholung von der Summe schmerzlicher Ereignisse und Verletzungen, die ihm häufig lebenslang zugefügt wurden.
Viele Störungen im Gesundungsprozeß registriert der Kranke als unabwendbares Hindernis. Keiner der Erkrankten würde jemals auf den Gedanken kommen, den helfenden Personen einen Beschwerdebrief zu schreiben.

Wenn der Kranke jedoch solche Störungen ungehemmt in ein Tagebuch aufschreiben würde, könnte sich im Laufe der Zeit, von Fall zu Fall etwas unterschiedlich, folgender Inhalt ergeben:

- Im Wartezimmer war ich fast der einzige Patient. Das heißt, es gibt also nur wenig Menschen, die meine Erkrankung haben. Wenn der Arzt mir wenigstens gesagt hätte, daß ich nicht der einzige bin, der mit diesen grauenvollen Qualen in der Seele zu kämpfen hat. Oder wenn wenigstens das Wartezimmer und die Anmeldung in einem Raum wären. Alles wäre etwas familiärer. Zu Haus bin ich schon genug allein.
  Ich bin voller Widersprüche. Einerseits sagt mir das leere Zimmer, daß ich nicht mit einer längeren Wartezeit zu rechnen habe, andererseits fühle ich mich isoliert. »Oh Gott, es gibt so viel Wichtigeres auf der Welt zu tun, als meine quälenden Sorgen. Ich merke, wie ich mir das Leben selbst schwer mache und wie schwer es für die Menschen sein muß, mir alles recht zu machen. Ich kann mich aber aus meiner kranken Gedankenwelt nicht befreien. Wäre »sterben« da nicht besser?
  Solche Widersprüche darf ich natürlich niemandem erzählen. Wer würde sie verstehen...?
- Ich weiß nicht, warum ich im Sprechzimmer des Therapeuten so ein beklemmendes Gefühl habe. Vielleicht sind es auch die dicken Bücher, die immer zwischen uns auf dem Schreibtisch stehen? Auf diesen Büchern stehen Namen, wie Freud, Adler, Jung. Wenn in diesen Büchern meine Erkrankung beschrieben steht, werde ich niemals gesund – da kann ich mir ja gleich..., die Bücher sind einfach zu dick, sie machen mir Angst.
  Vielleicht ist es aber auch der Schreibtisch des Therapeuten? Dieser Schreibtisch macht die Atmosphäre so amtlich. Meine Sozialfürsorgerin, die ich neulich besuchte, hat auch so einen Schreibtisch. Der war aber nur für ihre Arbeit vorgesehen. Wir saßen an einem separaten Besuchertisch, tranken einen Kaffee und rauchten eine Zigarette.
  Alles war einfach und völlig entspannt.
- Diese vielen Kleinigkeiten, die mir Angst machen, wird kaum jemand verstehen. Sie sind krankheitsbedingt und zum Teil nur äußerlich. Ich muß sie für mich behalten, sonst werde ich mich blamieren.

Würde ich sie beklagen, würden die seelisch gesunden Menschen vermutlich sagen,
»Was will er denn noch alles? Wir können ihm ja noch etwas Zucker in ..., er ist doch nichts Besseres als wir«.
Ja, so gesehen, ist das auch richtig. Ist es andererseits aber nicht so, daß eine schwere Depression mit das Schlimmste ist, was unsere Erde zu bieten hat? Ich empfinde das so.
Andere körperliche Erkrankungen kosten doch auch Geld. Man denke nur einmal an die enormen Summen, die für moderne Untersuchungstechniken ausgegeben werden. Was ist dagegen schon die Geldausgabe für ein behagliches Sprechzimmer, eine separate Gesprächsecke, gleichwertige Sitzflächen oder ein paar helle warme Farbtöne, die keine »Kälte« ausstrahlen?

- Wenn ich meinen Stationsarzt im Krankenhausflur treffe, könnte er mir nicht hin und wieder ein freundliches »Hallo« sagen? Ich will ihn ja in kein Gespräch verwickeln. Nicht immer, aber ab und zu ein »Hallo« im Vorübergehen würde mir bestätigen, **daß ich noch lebe. Das ist wichtig, denn ich fühle mich von der Welt und den Menschen verlassen.**
- Gestern habe ich in der Cafeteria des Krankenhauses bemerkt, wie ein Stationsarzt eine ältere Patientin allein an einem Tisch gesehen hat. Er besorgte zwei Tassen Kaffee und setzte sich zu ihr. Wenn ich mich nicht getäuscht habe, hat die Patientin im Verlauf des Gesprächs einmal gelacht. Das muß ja nicht immer gut gehen, aber lohnt es sich nicht, die Therapie auch einmal auf lockere Art zu versuchen?
- Ich merke, daß ich zur Krankenschwester oder zum Krankenpfleger einen besseren »Draht« als zum Therapeuten habe. Das liegt nicht daran, daß der Therapeut mir unsympatisch ist. Es muß also an der gelegentlichen Unnahbarkeit des Therapeuten liegen – oder nicht?
  Ich weiß, im Krankenhaus ist es die Krankenschwester und der Krankenpfleger, die nach Möglichkeit für eine Atmosphäre sorgen sollen, in der sich die Kranken wohl fühlen. Sie tun es auch. Ich hätte es als wohltuend empfunden, wenn der Therapeut mir ebenfalls etwas mehr Aufmerksam-

keit geschenkt hätte. Das wäre bestimmt kein großer zeitlicher Mehraufwand für ihn gewesen.

- Warum hat mir nie ein Therapeut gesagt, daß ich gar nicht soviel »Ablehnendes« an mir habe, wie ich glaube. Auch wenn ich es nicht geglaubt hätte, so hätte ich zumindest einen solchen Zuspruch nicht vergessen.
- Was soll ich nur machen, meine Gefühlswelt sucht regelrecht nach Gründen, jeden Tag wieder auf irgendetwas verletzt reagieren zu können. Was für ein geheimnisvoller Kreislauf hat sich hier in meiner Seele eingenistet?
- Warum reagieren die Menschen nur so oft mit Abwehr, wenn sie von einer depressiven Erkrankung hören? Die Ereignisse des Lebens haben den Kranken nun einmal umgeworfen. Jeder Mensch reagiert verschieden auf das gleiche Ereignis. Diese verschiedenen Reaktionen liegen unverschuldet im Charakter und im unterschiedlichen Lebensweg der Menschen begründet. Warum werde ich das Gefühl nicht los, daß meine Umwelt es mir nicht so richtig erlauben will, Depressionen zu haben?
- Während meiner Depression hat mir niemand gesagt,
  - daß meine Erkrankung weltweit bekannt ist,
  - daß ich nicht allein leide,
  - daß dieser grauenhafte Schmerz in der Seele heilbar ist – und daß man diese Hölle wieder verlassen kann.

  Warum hat mir niemand gesagt, daß sehr oft alles Schlimme und Traurige im Leben ein Tor für bessere Zeiten sein kann? Wenn ein Arzt oder Therapeut mit ähnlichen Worten versucht hätte, mir ein bißchen Hoffnung zu machen, hätte ich es
  - krankheitsbedingt nicht geglaubt;
  - es hätte mir aber auch nicht geschadet. In den schlimmsten Stunden hätte ich mich an solch einen Zuspruch erinnert.

  Warum wird aus diesen hoffnungsvollen, lebenswichtigen Erkenntnissen überall ein so großes Geheimnis gemacht?
- Ob die seelisch gesunden Menschen überhaupt wissen, was möglicherweise aus einem zu Depressionen veranlagten

Menschen an Fähigkeiten und Kraft herauszuholen ist? Die hohe Sensibilität, die Neigung zur Perfektion und sein Harmoniebedürfnis sind unvorstellbar gute Voraussetzungen, seine Talente zu Höchstleistungen anzuspornen. Erforderlich für eine solche Entwicklung ist allerdings, daß zunächst seine Grundbedürfnisse erfüllt werden.

- Gestern ist mir aufgefallen, daß ich mein musikalisches Hobby total vernachlässigt habe. Solange sich mein Grundbedürfnis nach einer Lebenspartnerin nicht erfüllt, wird es wohl auch so bleiben.

  Im Krankenhaus ist mir aufgefallen, daß auch andere depressiv erkrankte Menschen künstlerische Neigungen oder Begabungen unterschiedlicher Richtungen haben. Ich wette, daß meine Mitpatienten diesbezüglich den gleichen Fehler wie ich gemacht haben.

  Anstatt konsequent unsere Talente zu vervollkommnen, beschäftigen wir uns lebenslang damit, unsere Schwächen auszubügeln.

  Wir können aber nur dann unsere Talente verwirklichen, wenn wir dabei ein wohltuendes »Zutrauen der Menschen« **anhaltend** spüren.

- »Sport gegen Depressionen«, wurde mir geraten. Abgesehen davon, daß ich nicht sportlich veranlagt bin, halte ich Sport durchaus für eine Möglichkeit, Depressionen günstig zu beeinflussen.

Begründung:
Die Hoffnung und die Selbsthilfefähigkeit des Kranken wird nach meinen Beobachtungen durch körperliches Wohlgefühl gestärkt. Genau wie eine richtige Ernährung, kann also auch zweifellos Sport das körperliche Wohlbefinden steigern. Wenn Sport gegen Depressionen erfolgreich eingesetzt wird, dann hat es sicher auch etwas mit der Doppelwirkung zu tun:

- körperliche Betätigung
- dem »Wohlgefühl«, sich in einer verständnisvollen Interessengemeinschaft zu befinden.

Schade, daß ich diese Möglichkeit nicht probieren konnte. In der schweren Depression, wie ich sie überwiegend hatte, halte ich eine sportliche Betätigung für kaum möglich, weil sich in vielen Fällen erst am Grundbedürfnis der erkrankten Seele etwas bessern muß.

- Im Wartezimmer meines Hausarztes habe ich ein Plakat an der Wand gesehen, das darauf hinweist, daß der »Hautkrebs«, früherkannt, heilbar ist.
  Ich frage mich, ob ein öffentliches Plakat mit dem Aufdruck, daß auch langanhaltende Depressionen heilbar sind, hin und wieder nicht ebenso sinnvoll sein könnte?
  Wenn ich die Dunkelziffer der an Depressionen erkrankten Menschen berücksichtige, vermute ich, daß diese seelische Erkrankung noch mehr verbreitet ist als der Hautkrebs. Den Einwand, daß nur ein geringer Teil der Bevölkerung unter Depressionen zu leiden hat und sich darum solche Plakate nicht lohnen, kann ich nur schwer verstehen.

Begründung:
Große Hinweisschilder stehen auf den Autobahnen. Sie warnen vor Glätte und zu schnellem Fahren. »Ein Menschenleben, ist nicht mit Geld zu bezahlen«, heißt es. Mit diesen Schildern wird versucht, dem Verkehrstod vorzubeugen. Das ist alles gut und richtig.
Warum aber findet die depressive Erkrankung im kleineren Rahmen nicht eine ähnliche Beachtung? Diese Erkrankung gehört zu unserem Leben genau wie die Krebserkrankung, AIDS oder der Verkehrstod.
Aus der Vereinsamumg und Isolation heraus entstehen die schlimmsten Gesundheitsschädigungen – nicht zuletzt auch organische Erkrankungen. Unbehandelte Depressionen können ebenfalls zum Tode führen.
Der seelisch gesunde Mensch kann in der Regel Depressionen weder gedanklich noch vom Gefühl her nachvollziehen. Wie sollte er sich also durch öffentliche Hinweise, daß Depressionen heilbar sind, gestört fühlen?
Die natürliche Heilung einer Depression wird ja gerade da-

durch verhindert, daß die Bevölkerung ihr unaufgeklärt gegenübersteht. Genau wie ich in meinen schwersten Zeiten wissen die depressiv Erkrankten meistens nicht einmal, daß ihr Leiden bekannt und heilbar ist.
Erst nach einer langanhaltenden Depressionen habe ich durch Zufall im Gesundheitsamt meines Stadtbezirks aufklärende Broschüren über die depressive Erkrankung entdeckt. Warum so versteckt?
Wenn die Bevölkerung über Jahre eine umfassende Aufklärung über AIDS verkraften konnte, wird sie dann nicht schadlos einen öffentlichen Hinweis, daß Depressionen heilbar sind, auch überstehen?

- Ich habe verschiedene Selbsthilfegruppen für depressiv erkrankte Menschen besucht.
  Teilweise schreckte mich hier die unbehagliche Atmosphäre der Räumlichkeiten ab. Kaltes Neonlicht oder dunkle Wände machten die bedrückende Atmosphäre noch deprimierender. Die Schwermut anderer Menschen, ob zu Hause oder in der Selbsthilfegruppe, drückt unabänderlich auch meine Stimmung. Den Sinn solcher Selbsthilfegruppen, so wie ich sie überwiegend erlebt habe, halte ich für fragwürdig.
  Ich meine, daß die Erkrankten nur unter seelisch gesunden Menschen selbst gesunden können.

  Beispiel:
  Wenn ich mit einer Erkältung unter Menschen bin, die ebenso verschnupft sind, dann helfen wir uns gegenseitig nicht, gesund zu werden.
  Die Tatsache, daß es trotzdem Selbsthilfegruppen für depressiv Erkrankte gibt, zeigt andererseits aber einen Bedarf, in den ich mich durchaus hineinfühlen kann. Die Depression ist eine so grauenvolle Erkrankung, daß einige der Betroffenen, die manchmal bedrückende Atmosphäre einer Selbsthilfegruppe dem Alleinsein vorziehen.
  Häufig kann der Depressive in der Selbsthilfegruppe eine Art »Atempause« vom unerträglichen Schmerz in der Depres-

sion finden. Somit kann die Selbsthilfegruppe ein nützlicher Halt für den Erkrankten sein. Oft jedoch sind in den Selbsthilfegruppen hierfür bessere Voraussetzungen erforderlich – zum Beispiel,

- helle, behagliche Räumlichkeiten,
- daß in den Selbsthilfegruppen einfach nur das gemeinschaftliche Zusammensein als »Waffe« gegen die Depression eingesetzt wird (eventuell leise Musik, Spiel usw.). Ich halte es für bedenklich, dem Depressiven in der Gruppe irgendwelche Aufgaben zu stellen. Je nach Schwere seiner Erkrankung, kann er sich dadurch überfordert fühlen und der Gruppe fernbleiben.
- **daß die Selbsthilfegruppe nicht als Ersatz für die ärztliche und therapeutische Behandlung betrachtet wird, sondern als eine Möglichkeit, den Gesundungsprozeß entlastend zu begleiten.** Die nützliche »Atempause« bzw. der Halt, den der Depressive in der Selbsthilfegruppe findet, ist nämlich keine Dauerlösung. Wenn der Erkrankte die Gruppe nach Stunden wieder verläßt, spürt er schon auf dem Nachhauseweg – spätestens jedoch am nächsten Morgen wieder mit ganzer Wucht den depressiven Schmerz.

Eine Selbsthilfegruppe, in der erkrankte Menschen im Kreis sitzen und mit Tränen aus ihrem Leben erzählen, ist kein Wegbereiter in die ersehnte Gesundheit.

- Mit Betroffenheit spüre ich, wie wir, die Erkrankten, den Ärzten und Therapeuten das Leben schwer machen. Sie können uns nur helfen, wenn sie unsere fehlenden Grundbedürfnisse umfassend kennen. Ist es aber nicht oft so,
  - daß wir enorme Schwierigkeiten haben, gerade unsere intimsten Probleme auszusprechen?
  - daß wir lieber krank bleiben, als diese Probleme zu nennen?
  - daß diese ungenannten Probleme sehr oft in der Sexualität verborgen liegen?

- daß wir dem Arzt oder Therapeuten ausweichende oder unklare Auskünfte geben, wenn er nach unseren sexuellen Problemen fragt?

Ich weiß, daß es oft so ist.

Zweimal wurde ich von Lebenspartnerinnen verlassen, weil ich Angst hatte

- in der Sexualität zu versagen,
- der Partnerin nicht zu genügen.

Bei beiden Lebensgefährtinnen ist aufgrund meiner Angst der Eindruck entstanden, ich sei impotent. Erst heute weiß ich, daß ich es nicht bin. Da war aber in meiner Jugend die Kirche, der Pfarrer, alles war Sünde..., ich war immer voller Hemmungen.

War es nicht so,

- daß ich mich als Jugendlicher schämte, wenn ich sexuelle Fantasien hatte?
- daß ich allein wegen solcher Fantasien einmal mehr als nötig geduscht habe?
- daß mich solche Fantasien solange gequält haben, bis ich Kopfschmerzen bekam?
- daß ich wegen dieser Fantasien glaubte, kein guter Mensch zu sein?
- daß ich mit »Schmerzen« den Liebesbrief eines Mädchens vernichtet habe, weil ich mich dem »Anstand« mehr verpflichtet fühlte?

Ich meine, daß die Bemühungen der Therapeuten oft vergeblich bleiben, wenn sie die Patienten nicht hartnäckig in die Richtung lenken, sich mehr dem Thema Sexualität zu öffnen.

Wenn ich ein Therapeut wäre, würde ich vermutlich befürchten, daß allzuviel Hartnäckigkeit in dieser Hinsicht die Vertrauensbasis beeinflußt. Vielleicht würde ich dem Patienten deswegen einen Fragebogen vorlegen, aus dem zunächst hervorgeht, daß alle sexuellen Fantasien bekannt, normal und keine Schande sind.

Darunter dann die entsprechenden Fragen, die der Patient nur ankreuzt.

Die »erste Hilfe« und meine detaillierten »Tagebucheintragungen« können Anregungen zur Entwicklung eines Genesungskonzeptes sein. Wenn der Gesundungsprozeß nicht im Rahmen der jeweiligen Möglichkeiten vorbereitet wird, ist es so, als wolle man mit einer schwachen Autobatterie an einem harten Wintertag das Auto zum Starten bringen.
Die »ersten Hilfsmaßnahmen« und die Berücksichtigung von kleineren und größeren Details lassen den Motor warmlaufen für den nun folgenden Gesundungsprozeß.

Dem Kranken die Gegenwart erleichtern

Während einer depressiven Erkrankung wurde mein Leben von Kindheit an gründlich durchleuchtet. Mein Zustand änderte sich dadurch nicht. Erst als ich später mit Hilfe meines Therapeuten praktische Möglichkeiten gefunden habe, meine Gegenwart zu verbessern, wurde ich gesund.
Während einer anhaltenden schweren Depression sollte die Vergangenheit des Kranken nicht mehr als unbedingt nötig erforscht werden. Dadurch wird wertvolle Zeit gespart.

Ein Beispiel aus dem Alltagsleben:
Ein Mensch fühlt sich durch die herumliegenden Lautsprecherkabel seiner Stereoanlage gestört. Er wird wahrscheinlich versuchen, diese Kabel hinter einem Möbelstück, zum Beispiel hinter der Wohnzimmerschrankwand, zu verstecken.
Er könnte natürlich auch erst die Wohnzimmerschrankwand abbauen, die Wand aufreißen, die Kabel unter Putz legen und neu tapezieren, um dieses Problem zu lösen. Warum sollte er das aber tun, wenn die Möglichkeit besteht, die Kabel leichter zu verbergen? Sein Ziel hat er doch auch so erreicht.
Warum sollte also die Vergangenheit des Kranken mehr als nötig »aufgerissen« werden, wenn die Gesundung auch in schweren Fällen durch eine Verbesserung der gegenwärtigen Situation schneller erfolgen kann? Wenn der Patient über die Vergangenheit sprechen möchte und dabei ein befreiendes

Gefühl erlebt, sollte ihm Gelegenheit dazu gegeben werden. Danach sollte er praktische Hilfestellungen zur Bewältigung der Gegenwart erhalten. Die seelischen Verletzungen der Vergangenheit erschweren oft die Heilung einer Depression, weil

- ihre Therapie zu zeitaufwendig ist,
- sie sich oft nicht finden, ändern oder klären lassen.

Nun hat mir hier jemand entgegengehalten, daß eine Vergangenheitstherapie in jedem Fall bis ins Detail durchgeführt werden sollte, weil nur so eine neue Basis entsteht.

So wird einmal »Großreinegemacht«, wurde mir gesagt. Ich meine aber, man kann »Großreinemachen« soviel wie man möchte, irgendwann hört man auf und stellt fest, aus dem Altbau ist trotzdem kein Neubau geworden.

Es ist meine langjährige Erfahrung, daß durch eine gezielte Verbesserung der Gegenwart, die Vergangenheit von selbst verblaßt. Als Beweis hierfür erinnere ich an den Besuch meiner Bekannten mit ihrer Tochter (s. Seite 117).

Dieses Erlebnis war kein Zufall. Als meine Todessehnsucht einmal sehr groß war, habe ich in dieser Stunde vorsichtshalber meinen Bruder besucht. Es war ein Wochenende. Mein Bruder tapezierte mit Freunden das Kinderzimmer. Sie haben Spaß dabei gehabt und Musik gehört. In den ersten Stunden quälten mich noch die Depressionen. Mit apathischen Augen sah ich diese Lebenslust. Später fühlte mich in der Familie meines Bruders nicht nur geborgener – ich spürte, wie sich das depressive Gefühl in mir zurückzog.

Die helfenden Personen sollten wissen, daß sie in ihren Bemühungen, die Gegenwart des Kranken zu verbessern, nicht immer mit seiner aktiven Hilfe rechnen können. Das ist kein böser Wille des Kranken. Depressive Menschen fühlen sich oft unfähig hierzu, weil

- sie sich häufig von der schmerzvollen Vergangenheit nicht lösen können.
- ihre Gefühlswelt sich am liebsten von nichts trennen möchte, was ihnen einmal lieb war.

Die helfenden Personen sollten das zunächst akzeptieren und einfach an einer besseren Gegenwart des Kranken mitarbeiten.

Die Vergangenheit wird von allein unbedeutend, wenn man sich eine Gegenwart schafft, in der es wieder Freude macht zu leben. Durch eine verbesserte Gegenwart werden die schmerzvollen Erlebnisse der Vergangenheit automatisch in den Hintergrund gedrängt.
Ich möchte diesen Effekt einmal mit dem Verhalten eines Kleinkindes vergleichen.
Ein Kind fällt auf den Boden, weil es noch nicht sicher laufen kann. Es fängt zu weinen an. Die Mutter gibt daraufhin dem Kind ein Spielzeug.
Oft ist es so, daß das Kind sofort zu weinen aufhört. Das Spielzeug hat für das Kind plötzlich mehr Bedeutung als das Hinfallen.
Das heißt, der Schmerz der Vergangenheit wurde durch eine interessante Gegenwart abgelöst.
Auf der einen Seite ist der depressive Patient leidensfähig, und auf der anderen Seite sind seine Reaktionen sowie seine Sehnsucht nach Geborgenheit und Harmonie häufig mit denen eines Kindes vergleichbar.
In der schweren Depression sind wir oft wie große Babys. Aber so ist das nun einmal.
Auf die Idee, nur an einer besseren Gegenwart für mich zu arbeiten, brachte mich mein Therapeut.
Er bat mich, am Ende eines jeden Tages aufzuschreiben, was ich tagsüber gerade getan habe, als
– die Depressionen stärker wurden und
– was ich gerade getan habe, als sie leichter wurden.
In der ersten Woche habe ich den Rat meines Arztes nicht befolgt. »Wieder diese Zettelschreiberei«, dachte ich. Das kannte ich schon aus zahllosen Illustrierten. »Machen Sie einen Test..«, heißt es da.
Ich wollte meinen Arzt nicht verlieren und so spürte ich Druck, schreiben zu müssen. Also fing ich an. Ich schrieb jeden Tag auf, wann meine Depressionen leichter und wann sie schwerer wurden. Ich schrieb auf, was ich in den Augenblicken, in denen sich meine Stimmungslage geändert hat, gerade getan habe. Weil mir diese Arbeit Mühe machte, sah

meine Handschrift schlimm aus. Während dieser Schreibarbeit ist mir noch nichts Besonderes aufgefallen. Damit mein Arzt diese Notizen überhaupt lesen konnte, habe ich, bevor ich zu ihm fuhr, noch einmal eine maschinengeschriebene Reinschrift angefertigt.

Erst während der Reinschrift fiel mir auf, wonach ich lange gesucht habe. Ich sah zum ersten Mal schwarz auf weiß gedruckt, daß meine Depressionen nur im Zusammenhang mit meiner Einsamkeit auftraten. Das Papier, das ich aus meiner Schreibmaschine nahm, zeigte mir, daß ich an manchen Tagen, zu bestimmten Zeiten keine Depressionen hatte.

Ich hatte immer Zweifel, daß mein fehlendes Grundbedürfnis **allein die Einsamkeit war**. Ich hatte es stets vermutet – aber meine Vermutungen waren halbherzig.
Ich war immer der Ansicht, daß es noch andere Ursachen für meine schweren Depressionen gab. Jetzt hatte ich die Lösung. Damit war ich noch nicht gesund, aber ich spürte eine gewaltige Erleichterung. Ich fühlte mich entlastet, denn ich brauchte nur noch in die Richtung denken, meine Einsamkeit zu beenden. Meine Selbsthilfefähigkeit steigerte sich.
Es gab noch einen Grund, warum ich mutiger wurde.
Ich wußte, daß mir außer einer Lebenspartnerin auch Anerkennung, Freundschaft oder Zutrauen fehlte. »Hierum brauche ich mich aber nicht sonderlich bemühen«, sagte ich mir. Das alles sind Dinge, die sich von allein ergeben, wenn nur erst meine Einsamkeit beendet werden kann.
Mein Gesundungsprozeß lag jetzt klarer, viel deutlicher vor mir. Natürlich gab es noch eine Anzahl anderer Störungen in meiner Gefühlswelt. Sie waren aber nicht für meinen augenblicklichen Gesundungsprozeß von Bedeutung. »Mit einigen meiner Schwächen kann ich alt werden. Schwächen hat jeder, auch meine künftige Frau«, sagte ich mir.
Damit Sie, lieber Leser, verstehen können, wie mir nach Jahren endlich klar wurde, warum ich so schwer erkrankt bin, nenne ich Ihnen nun einige Orginal-Notizen meiner damali-

gen Aufzeichnungen an meinen Arzt. Bitte achten Sie auf das Fettgedruckte im Text.

Donnerstag
Wieder mittelschwere Depressionen und Angst vor der Sinnlosigkeit des Tages. Zukunftsangst ist heute stärker. Wieso? Mein künftiges Dasein steht und fällt mit dem notwendigen Antrieb, etwas für mich zu tun (oder für andere?)
Nach dem Mittagsschlaf habe ich wie jeden Tag nur für ca. 20 Minuten Kraft, etwas zu tun. Danach bricht alles in mir zusammen.

Freitag
Schwere – akute Depressionen. Ich halte diesen Zustand kaum aus. Ich möchte um Hilfe schreien. Wie können sich plötzlich so akute Depressionen entwickeln?
Es ist jetzt 13.45 Uhr. Ich habe Angst, denn ich habe über eine Zeitungsanzeige versucht eine Single-Gruppe aufzubauen. Heute ist unser ersten Treffen. Ich muß aus diesem Alleinsein heraus.
Als ich am Abend mit Angst erstmals in diese Gruppe gehe, merke ich schon bald, daß meine Depressionen weg sind. Niemand fragte mich hier, ob ich seelisch krank bin. Wir haben weitere Treffen vereinbart.

Sonnabend
Ich besuche einen Freund. Vorsichtshalber nehme ich Schmerztabletten ein, um mich gelöster geben zu können. Ich nehme sie ein, obwohl ich genau weiß, daß sie meinen Zustand nur verschlimmern und erfahrungsgemäß auch nichts an meiner Stimmung ändern können. Mein Freund lädt mich zum Essen ein. Er ist einer der wenigen, mit dem ich über mein Tablettenproblem und meine Depressionen spreche.
Nach dem Essen sind meine Depressionen plötzlich weg.
Wieso? War es das gute Essen, die Freundschaft oder beides zusammen?

Ich verstehe das nicht. Vor einer Woche hat mich ein Kollege eingeladen. Wir waren auf einer Art »Oktoberfest« im Freien. Dort waren viele Menschen. Meine schweren Depressionen hielten hier hartnäckig an, so daß ich vorzeitig nach Haus gehen mußte.
Warum lösten sich hier meine Depressionen nicht? Die einzige Erklärung, die ich finde, ist:
Bei meinem Freund fühlte ich mich einfach wohl. Es war auch für die Jahreszeit ein ungewöhnlich schöner, warmer Tag. Die Atmosphäre im Restaurant, die lebensbejahende Ausstrahlung des Freundes – alles war perfekt.
Der Tag mit meinem Kollegen wiederum war dunkel und regnerisch. Er selbst war verschlossener.

Sonntag
Die Depressionen sind heute schlimm. Draußen ist alles ruhig, so tot. Mit Radio und Fernsehen versuche ich diese Totenstille zu mildern. Was soll ich bloß tun? Ich kann auch mein Selbstmitleid nicht mehr ertragen. Einsamkeit, Resignation, Schmerzen, Depression und schlechte Ernährung machen mich kraftlos. Ich finde einfach keine Antwort. Obwohl ich mich lieber anrufen lasse, weil ich glaube, dadurch so etwas wie Zuwendung zu spüren, überwinde ich mich, einige Freunde anzurufen. Meine Depressionen gehen auf ein erträgliches Maß zurück.

Montag
Früh – schwere Depressionen. Gegen Mittag Besserung. Ich denke, daß mein Energiehaushalt zusammengebrochen ist. Mir ist, als wenn meine Kraft auf eine Art Notversorgung umgeschaltet hat. Jede Aktivität fällt mir schwer, das Nichtstun aber auch.

Dienstag
Leichte Depressionen – sie quälen mich manchmal mehr als die schweren Depressionen.
Über Heirats- und Bekanntschaftsanzeigen habe ich wieder

einmal eine Verabredung getroffen. Ich habe eine furchtbare Angst vor dieser unbekannten Frau.
In ihrer Gegenwart bin ich jedoch unerwartet gelöst, ohne Depressionen.
Sie gefällt mir. Wir verabreden, in der nächsten Woche zu telefonieren. Auf dem Weg nach Haus fühle ich mich so gut, daß ich noch in ein Musikgeschäft gehe. Die Inhaber kennen mich und freuen sich über meinen Besuch. Sie bieten mir Kaffee an und fachsimpeln mit mir. Sie wissen über meine Erkrankung, haben heute aber den Eindruck, als sei ich gesund. Ich fühle keine Depressionen.
Als ich das Geschäft verlasse, sitzt mir sofort die Angst vor der Stille meiner Wohnung im Nacken. Ich kann vor Angst kaum durchatmen. Abends leichte Depressionen.
Wissen die seelisch gesunden Menschen überhaupt, was für ein unglaubliches Glück sie haben, die Hölle einer solchen Erkrankung nicht erleben zu müssen?

Mittwoch
Mittlere Depressionen. Ich warte auf ein Wunder. Von den vielen Schmerztabletten ist mir ständig übel. Ich muß also noch einmal einen Schmerzmittelentzug im Krankenhaus einplanen.
Hoffentlich verliere ich die Hoffnung nicht. Was soll ich bloß gegen den sinkenden Lebensmut tun? Ich will ja, aber was?
Gestern nachmittag hatte ich doch keine Depressionen – oder doch? Ich kann mich nicht mehr in die gestrigen Stunden hineinfühlen.
Abends Kartenspiel in der Single-Gruppe. Die Depressionen sind weg.

Donnerstag
Besuch bei meinem Therapeuten. Ich fühle mich ausgesprochen wohl in seiner Gegenwart. Ich zeige ihm meine Notizen und wir sind uns einig, daß es in der Hauptsache die Einsamkeit ist, die mich so ungeheuer quält. Er verschreibt mir ein

Medikament aus der Gruppe der Antidepressiva. Als ich ihn verlasse, fühle ich mich besser.

Freitag
Die Depressionen sind erträglich. Weil ich nicht weiß, was aus dem ersten Treffen mit der Frau werden wird, die mir am letzten Dienstag gefallen hat, habe ich vorsichtshalber noch eine Zeitungsanzeige aufgegeben: »Suche Frau mit Kind zur Untermiete«. Vielleicht komme ich so schneller aus meiner Einsamkeit heraus?
Nachmittags gehe ich zu einem Freund, ohne vorher Schmerzmittel zu nehmen. Ich fühle mich wohl bei ihm. Die Depressionen sind weg. Es geht also auch ohne Schmerzmittel.

Monate später, Montag, den 23. März 1992
Diese Eintragung ist nicht aus meinen Orginal-Notizen.

Heute treffe ich eine Frau, die eventuell mit ihrem Kind bei mir zur Untermiete leben will. Seit fast zwei Jahren muß ich feststellen, daß meine Bemühungen vergeblich waren. Ob ich mich um eine Lebenspartnerin bemüht habe oder um eine Untermieterin, ich habe einfach keinen Erfolg. Entweder ich habe der Frau nicht gefallen oder umgekehrt. Wieviele Tage waren es, an denen ich schon aufgeben wollte?
Also, heute werde ich wieder eine Frau treffen. Ich habe keine Lust, die Verabredung einzuhalten.
Ich muß aber,
- denn ich kann die Frau nicht versetzen, und
- ich sage mir, daß ich jedesmal auf einen neuen Menschen treffe – und gerade die heutige Verabredung könnte ja...?

Als ich die Frau, die bei mir möglicherweise zur Untermiete leben will, treffe, bin ich überrascht, wie schnell und wie gut wir uns unterhalten können.
Wir leben jetzt mit ihrer Tochter schon seit Jahren zusammen. Wir haben geheiratet und sind eine Familie geworden.

Alles, was mir in dieser Beziehung zunächst fremd und ungewohnt war, hat sich schnell gebessert. Der Tag, an dem wir uns kennenlernten, war ein Tag wie jeder andere…
Von diesem Tag an wurde ich gesund. Ich fing an, mich zunehmend auf jeden neuen Tag zu freuen und fühlte mich auch bald körperlich kräftiger.

Ich erinnere mich. In der Depression hatte ich Sorgen, einer Frau nicht zu genügen. Ich dachte, ich wäre »eine Zumutung« für andere Menschen.
All meine Sorgen haben sich als unbegründet erwiesen. Ich war viel zu ängstlich. Hätte mir jemand in der Depression gesagt, daß ich doch einer Frau genügen werde, ich hätte es nicht geglaubt.
Die Frage, warum ich trotz dieser »Aussichtslosigkeit« jemals eine Lebenspartnerin zu finden, nicht aufgegeben habe, erkläre ich so:
Mir ging nie ein Satz aus dem Kopf, den ich einmal vor Jahren gelesen hatte:
»Um das Mögliche zu erreichen, muß immer wieder das Unmögliche versucht werden«. Ich habe mir diesen Satz so übersetzt, daß er mir in der Depression eine Hilfe war:
»Es gibt Wünsche im Leben, bei denen es uns zunächst unmöglich scheint, sie zu verwirklichen. Damit es uns doch gelingt, sollten wir, ohne die Hoffnung zu verlieren, für deren Verwirklichung immer wieder etwas tun und Rückschläge hierbei mit mehr Gelassenheit hinnehmen.«
Meine Einsamkeit zu beenden, ist mir erst über eine zweijährige Suche nach einer Lebenspartnerin gelungen. Andere Kranke, die möglicherweise auch einen Lebenspartner vermissen, brauchen hierfür vielleicht nur Wochen oder Monate, wenn sie nur mit dieser Suche beginnen könnten.
Der Kranke wird sich oft aber nur dann überwinden, gegen ein eventuelles Einsamkeitsgefühl etwas zu tun, wenn sein gegenwärtiges Lebensgefühl verbessert werden kann (Zuwendung, richtige Umgangsart, richtige Medikamente).
Nun mag man mir ja vorhalten, daß ich mit meinem Gesun-

dungsweg, »die Gegenwart zu verbessern«, außenabhängig bleibe. Das heißt, daß ich nur in einer Lebenspartnerschaft gesund bleiben kann.
Ja, das mag sein. Diese Abhängigkeit, eine Lebenspartnerin zu brauchen, bedrückt mich aber nicht. Seelische Gesundheit ist häufig von einer Partnerschaft abhängig. Hier fühle ich mich nicht allein.
Ich lebe seit Jahren ohne Depressionen und das ist es, was im Augenblick zählt.

Lebensfreude gesunder Menschen kann auf den Erkrankten ansteckend wirken

Der nächste Schritt, die gegenwärtige Situation des Kranken zu verbessern, ist, darauf zu achten, daß sein Gemütszustand stark von der Stimmung anderer Menschen abhängig ist. Der Erkrankte nimmt traurige, aber auch lebensbejahende Eindrücke ungehindert auf. Seine Seele hat keine Schutzmauer. Das heißt, seine seelische Abwehrkraft ist schwach. So kommt es, daß die Gefühlswelt des Kranken sogar steuerbar ist. Dieser Umstand kann von den helfenden Personen, so weit möglich, als »Hilfe« im Gesundungsprozeß genutzt werden.
So wie sich die Gefühlswelt des Kranken auf eine finstere Betrachtungsweise der Welt lenken läßt, so läßt sie sich auch in eine helle, lebensfrohe Richtung lenken (je nach Fortschritt im Gesundungsprozeß mehr oder weniger eingeschränkt).
Der Kranke wird die Lebensfreude anderer Menschen meistens als erstrebenswert betrachten. **Lebensfreude kann auf den Erkrankten eine ansteckende Wirkung haben. Aber nur dann, wenn sie Sicherheit ausstrahlt, also echt ist.**
In der schweren Depression habe ich ständig nach Gründen gesucht, warum sich das Weiterleben für mich lohnen sollte. Eine solche Suche wird auch durch den Blick auf eine gesunde Umwelt befriedigt. Gesunde, lebensbejahende Menschen können die Sehnsucht nach Veränderung im depressiv erkrankten Menschen stärken. Das zu berücksichtigen, wird den

helfenden Personen nicht immer möglich sein, denn auch ihnen geht es nicht immer gut. Dennoch kann es hilfreich sein, wenn sie zumindest über die gute Wirkung von Lebensfreude und Selbstbewußtsein auf den Kranken wissen.
Sollte der Kranke in der schweren Depression auf Lebensfreude noch nicht ansprechen, sollte abgewartet werden.
Eine gesunde Umgebung jedoch kann auf Dauer dem Erkrankten mehr Mut geben, als andere, zum Beispiel auch depressive Menschen.

Ein Beispiel:
Wenn mich in der Depression ein lebensbejahender Mensch betreute, der auch Sicherheit ausstrahlte, spürte ich es. Ich spürte den Wunsch, auch gesund zu werden. Meine Neigung, mich »anpassen« zu können, empfand ich jetzt nicht als störend, sondern als hilfreich.
Lebensfreude und Selbstbewußtsein anderer Menschen haben auf den Kranken eine doppelt gute Wirkung, wenn ihm bereits mit Verständnis und praktischen Möglichkeiten ein verbessertes Lebensgefühl vermittelt wurde.

Die »Stärken« fördern und mit den »Schwächen« einfach leben lernen

Oft versuchen wir erfolglos unsere »Schwächen« zu korrigieren. Wir verbrauchen dabei Kraft und Zeit, mit der wir eigentlich unsere Stärken fördern sollten. Was unsere Schwächen betrifft, würde es vielfach ausreichen, einfach nur mit ihnen zu leben.
Vor Ausbruch der depressiven Erkrankung haben vielleicht einige von uns versucht, auf Gebieten erfolgreich zu sein, auf denen wir eigentlich »schwach« sind. Solche Versuche führen jedoch nur zu einem negativen Selbstbild. Eine weit verbreitete Meinung lautet:

> »Man muß flexibel und überall einsetzbar sein. Was man bereits kann, damit braucht man sich nicht mehr beschäftigen, denn man kann es ja bereits.«

Ein Mensch aber, der auf allen Gebieten etwas kann, kann nichts richtig. Alles was dabei herauskommt, ist Mittelmäßigkeit.
Vor Ausbruch der depressiven Erkrankung haben wir uns oft nach mehr Anerkennung gesehnt. Anerkennung gibt es aber nur, wenn man etwas besonders gut kann oder geleistet hat. Das ist in der Regel der Fall, wenn man

- in einer Beschäftigung »aufgeht« und Erfolgserlebnisse spürt;
- eine Arbeit gern macht und sie wiederholen möchte, ohne dabei »auf die Uhr zu sehen«;
- sich auf **einem Gebiet** »stark«, talentiert und kompetent fühlt.

Wenn wir jedoch versuchen »von allem etwas zu können«, sind lediglich die Voraussetzungen erfüllt, hier und da behilflich zu sein. Für unsere »Hilfsbereitschaft«, erhalten wir in der Regel ein »Danke«, aber keine richtige Anerkennung.
Wir rechtfertigen, ja verteidigen uns oft, weil wir dieses oder jenes im Leben nicht vollendet oder geschafft haben.
»Die anderen schaffen alles, ich schaffe nichts«, ist ein typischer Satz unserer Gedankenwelt.
Wie können wir aber etwas von Bestand leisten und schaffen, wenn wir versuchen, auf mehreren Gebieten erfolgreich zu sein?
Wie können wir stolz auf unsere eigentlichen Stärken sein, wenn wir sie schon aus Zeitmangel nicht ausleben können? Wir haben Zeitmangel, weil wir ständig damit beschäftigt sind, uns zu sorgen. Oft sind wir auch damit beschäftigt, uns über unsere Hilfsbereitschaft Zuwendung zu verschaffen.
Solange ein depressiv veranlagter Mensch immer wieder Aufgaben erledigen muß, die ihm nicht »liegen«, verbringt er das

Leben in seinen »Schwächen«. Eine wohltuende Beachtung von außen bleibt aus. Es fehlt nur noch das auslösende Ereignis für eine depressive Erkrankung.
Mir ist kein Mensch bekannt, der keine Anerkennung braucht. Es ist schon beneidenswert, mit welch einfachen Mitteln sich seelisch gesunde Menschen oft Anerkennung verschaffen. **Sie konzentrieren sich nur auf ihre Stärken und Talente und führen ein zufriedenes Leben dabei.** Sie kommen überhaupt nicht auf die Idee, sich auch auf anderen Gebieten verbessern zu müssen. Im Gegenteil, da, wo sie sich stark fühlen, wollen sie noch besser werden. Diese Menschen verdienen nicht nur Geld mit dieser Lebensauffassung. Nein, mit dieser Einstellung erhalten sie sich auch ein Stück seelische Gesundheit, nämlich

- durch Lob, Beachtung und Respekt von außen;
- durch das eigene Wertgefühl, das dabei entsteht.

In dem Buch **»Stärken richtig fördern«** *, wird unter anderem erwähnt, daß der amerikanische Filmschauspieler Bob Hope, nach 50 Jahren im Showgeschäft einmal gefragt wurde:
»Warum setzen Sie sich nach all den Jahren nicht zur Ruhe und gehen angeln?«
Bob Hope antwortete: »Das würde ich ja gerne, aber Fische applaudieren nicht.«
Auch uns würde hin und wieder ein anerkennendes Wort gut tun. Nein, mehr noch, es wäre für unser Leben wichtig.
Warum machen wir uns zu Depressionen neigenden Menschen das Leben nur so schwer?
Gerade für uns wäre es gesundheitsfördend, wenn wir uns ausschließlich mit dem beschäftigen könnten, was uns liegt und Freude macht. Nicht nur wir, sondern auch unsere Mitmenschen würden davon profitieren.
Wenn ein Mensch Anerkennung und immer wieder Zutrauen spürt, halte ich es sogar für denkbar, daß dadurch die Entstehung einer Depression erschwert wird. So wie das Vitamin C

* »Stärken richtig fördern«, Ratgeber – Ullstein Buch 35378, ISBN 3-548-35378-9

vor einer Grippeerkrankung schützen kann, so kann Anerkennung und Zutrauen

- vor einer Depression schützen;
- den Rückfall in diese Erkrankung verhindern;
- unsere Sehnsucht befriedigen, etwas wert zu sein, etwas geleistet zu haben, gebraucht zu werden.

Die innere Begeisterung, an unsere Stärken zu glauben, sie zu entwickeln und daran festzuhalten, entsteht zum Teil aus dem **anhaltenden Zutrauen** unserer Mitmenschen.

Eine Bemerkung wie

»Ich hab ja gewußt, daß du es nicht schaffst. Du fängst alles an und führst nichts zu Ende«, führt unweigerlich dazu, daß der Kranke sein Vorhaben aufgibt.

Die Talente und starken Seiten depressiv veranlagter Menschen sollten erkannt und so lange in der Entwicklung unterstützt werden, bis sich die Betroffenen auf dem Gebiet ihrer Begabung kompetent und sicher fühlen. Eines jedoch sollte dabei beachtet werden:

Unsere Stärken und Talente lassen sich am besten

- **in der Zeit vor der Erkrankung, oder**
- **in der Zeit nach der Erkrankung ausbilden, fördern und nutzen.**

Den »Stärken« nachgehen heißt,

- eine Vorstellung von der Zukunft haben;
- Erfolg und die eigenen Vorzüge klar vor Augen haben.

Hat der Betroffene Spaß an einer Arbeit, wird er sie wiederholen. Er kann dabei gesund bleiben.

Wenn man seine Stärke entwickelt, wird sie so überragend, daß die Schwächen bedeutungslos werden.

Sich mit den Stärken beschäftigen, heißt Freude für sich und andere schaffen; ein Grundbedürfnis erfüllt sich.

Ich wiederhole:

Alle Menschen fühlen sich durch Anerkennung wohl, je mehr desto besser. Gerade die zu Depressionen neigenden Menschen fühlen sich oft vergessen. Gerade für sie wäre es wichtig, ihre »Stärken« zu fördern und mit ihren »Schwächen« leben zu lernen. Wie wichtig es sein kann, gerade hierauf zu achten, zeigen auch die nächsten Seiten – »Depressionen kommen und gehen«.

Depressionen kommen und gehen

Viele Depressionen entwickeln sich im Tagesverlauf unterschiedlich stark. Sie können auch zeitweise völlig verschwinden, um dann willkürlich wieder zu erscheinen.
Die Art, wie Depressionen »Kommen und Gehen«, ist vergleichbar mit dem Effekt des »Ein- Aus- und Überblendens« in einem Film.
Wie in einem Film kann sich die Depression langsam in die Seele ein- und später wieder ausblenden.
Wie in einem Film können gesundes Lebensgefühl und Depression »überblenden«. Das heißt, das gesunde Lebensgefühl wird schwächer, während gleichzeitig das ungesunde, depressive Gefühl stärker wird. Dieser Effekt erfolgt auch umgekehrt.
Wie in einem Film gibt es in der Depression aber auch den plötzlichen Szenenwechsel. Von einer Sekunde zur anderen ist das depressive Gefühl da. Der Mensch wird regelrecht überfallen. **Meine Erfahrung ist:**
Seelisch bedingte Depressionen können nicht »kommen und gehen«, wenn folgende Voraussetzungen ausnahmslos erfüllt sind:

- Der Mensch spürt Harmonie und ein wohltuendes Geborgenheitsgefühl in der Familie oder Partnerschaft.
- Er spürt soziale Sicherheit.
- Er spürt im Freundes- und Kollegenkreis Harmonie.
- Seine Verhältnisse, auch seine Aufgaben und Pflichten bleiben überschaubar.
- Er verfolgt mit **Interesse** mindestens ein lebensbejahendes Ziel. Hier lassen sich viele Ziele nennen – zum Beispiel: Reiseplanung, Wohnung renovieren, Hobbyausbau, Beruf, Aufgaben in einer Interessengemeinschaft.

Unter solchen Voraussetzungen

– sind anhaltende Depressionen nicht möglich;
– ist auch ein »Kommen und Gehen« von seelisch bedingten Depressionen nicht möglich. Es sei denn, es gibt in der hier genannten Aufzählung Lücken.

Diese Lücken können auch versteckt liegen. Was ich damit meine, möchte ich mit zwei Beispielen erklären:

Beispiel 1:

Ein depressiv veranlagter Mensch fühlt sich zur Zeit einigermaßen gesund. Mitunter spürt er jedoch, daß sich größere Probleme im Kreis der Familie oder Partnerschaft anbahnen. Eine Lösung dieser Probleme wird zeitlich verschoben oder verdrängt. Die Tage, an denen er sich »nicht mehr so richtig geborgen« fühlt, nehmen zu. »Im Großen und Ganzen sei aber alles auszuhalten«, sagt er.

Der Betroffene in meinem Beispiel hat jedoch ein weiteres Problem. Ein Problem, das ihm selbst noch nicht so bewußt geworden ist. Er hat nämlich seit längerer Zeit kein Ziel, das sein Interesse anhaltend und wohltuend beschäftigt.

Eines Tages wird er erstmals von einem depressiven Gefühl überfallen. Von diesem Tag an »kommt und geht« dieses Gefühl beliebig, ja anscheinend nach »Laune«.

Das depressive Gefühl bleibt für Minuten – es können aber auch Stunden sein. Es kann so stark sein, daß es Panik in dem Betroffenen auslöst. In der Regel löst sich dieser Schmerz allein auf, oder er löst sich durch die Zuwendung einer vertrauten Person.

Das depressive Gefühl, das ihn vorübergehend überfallen hat, kann eine noch nicht klar zu begründende Angst vor der Zukunft sein. **Es ist zunächst mehr eine »Ahnung«.** Das kurze »Kommen und Gehen« dieser Gefühle warnt und erinnert den Betroffenen, daß etwas in seinem Leben verbessert werden sollte. Die Depression, die sich hier also unerwartet ein- und ausgeblendet hat, ist eine Erinnerung oder auch Mahnung der Seele,

- daß der Betroffene auf seine seelischen Grundbedürfnisse besser achten soll;
- daß wir nur in überschaubaren Verhältnissen glücklich sind (das heißt, es sollte überlegt werden, ob sich Ansprüche, Ziele, unliebsame Aufgaben usw. auf ein Maß »zurückschrauben« lassen, daß unserem Menschsein mehr entspricht);
- daß anhaltendes Streben »die wirtschaftlichen Verhältnisse zu verbessern«, die menschlichen Lebensgrundlagen gefährdet (Beziehung zum Nächsten, Gemeinschaftsssinn, Zeitprobleme);
- daß der Betroffene noch nicht seine »Stärken und Talente« genutzt hat oder ausbilden konnte.

Weil der Betroffene noch keine Besserung seiner grundsätzlichen Bedürfnisse eingeleitet hat (oder einleiten konnte), übt die Seele, zum Beispiel in einer stillen Stunde, nun Druck aus. Dieser Druck kann sich zum Hochdruck entwickeln und ungeheure Schmerzen bereiten. Diese Schmerzen nennt man Depressionen.

Beispiel 2 – Aus dem Krankenhausalltag:
Depressive Patienten sitzen in einem Aufenthaltsraum zusammen. Einige unterhalten sich. Andere beschäftigen sich mit einem Spiel. Ihre eigentliche Erkrankung verhält sich stumm, weil die Seele des Einzelnen sich in dieser Gemeinschaft vorübergehend wohl fühlt. Überraschend fängt jemand in dieser Runde zu weinen an. Es wird so schlimm, daß die oder der Betroffene
- einen Arzt rufen muß,
- den Wunsch verspürt allein zu sein, oder
- gerade jetzt einen Mitpatienten sucht, der ihm Trost gibt.

Den Unterschied zwischen beiden Beispielen sehe ich überwiegend in der Häufigkeit und Dauer der depressiven »Anfälle«. Ob in überwiegend gesunden Zeiten oder bereits während der behandlungsbedürftigen Erkrankung, die depressiven Gefühle schlagen unterschiedlich stark, oft und lange

»Alarm«. Sie erinnern den Menschen daran, daß Harmonie und Existenz gefährdet sind. Die Seele spürt bereits existentielle Probleme oder ist sich dieser Probleme voll bewußt.
In leichten Fällen erinnert das »Kommen und Gehen« von Depressionen daran, daß die augenblickliche Zufriedenheit erste »Risse« aufweist.

Auslösende Momente, die für das »Kommen und Gehen« von Depressionen mitverantwortlich sind, können unter anderem sein:

- Körperliche Beschwerden.
- Eine Phase der »Langenweile« – zum Beispiel an einem stillen Sonntag.
- Ein Streit – Auseinandersetzungen.

Auch die versteckte Langeweile in einer Gesellschaft, oder daß man sich wenig beachtet fühlt, kann ein solcher »Auslöser« sein.
Die hierfür verantwortliche Sensibilität des Menschen, ist meistens nicht zu therapieren. Darum ist es wichtig, **daß nach einem abgeschlossenem Gesundungsprozeß**, in dem sich zunächst die wichtigsten Grundbedürfnisse erfüllt haben, zusätzliche »Sicherungen« in das Leben eingebaut werden.
Diese »Sicherungen« sollen die wiedererlangte Gesundheit zunehmend festigen. Eine stabile Sicherung wäre:
Der Betroffene sollte seine Talente, Stärken oder Interessen ausbilden und nutzen. Hierbei können auch neue Freundschaften und Bekanntschaften entstehen, die sein Leben bereichern. Seine Aufmerksamkeit läßt sich so lebenslang auf gesunde Interessen lenken.
Ein plötzliches »Kommen und Gehen« von Depressionen sollte jetzt nicht mehr möglich sein.

Der Erkrankte sollte ermuntert werden, künftig sein Gefühlsleben auszudrücken

Aus seinem Harmoniebedürfnis heraus achtet der Erkrankte stets darauf, keinen Menschen aus seinem Umkreis durch eine unüberlegte Bemerkung zu kränken oder gar zu verlieren. Mir ging es ebenso.

In Gegenwart von Freunden, Kollegen oder Bekannten habe ich mich selten verärgert gezeigt. Ich hatte Angst vor den Folgen wie »Nichtbeachtung« oder »harmonischen Störungen«.

Es ist bei depressiv veranlagten Menschen oft so, daß sie immer wieder ein »harmonisches Loch« in ihren Beziehungen zu anderen Menschen vermuten. Haben sie auf der einen Seite ein solches Loch gestopft, vermuten sie auf der anderen Seite ein neues Loch. In den meisten Fällen zeigt sich aber, daß solche Befürchtungen unbegründet sind.

Dieser lebenslange Kampf um Harmonie und Zuwendung bringt es mit sich, daß die Betroffenen Ärger und Enttäuschung oft »herunterschlucken«, anstatt sich durch sofortige Klärung eines Vorfalls oder einer Meinungsverschiedenheit, »Luft zu machen«. Es schien mir klüger, den Menschen nicht zu zeigen, wenn sie mich verletzt haben, denn

- ich fürchtete, daß eine spontane, unüberlegte Reaktion von mir Freundschaftsverlust bedeuten könnte,
- in meiner Kindheit hatte ich oft gehört »Der Klügere gibt nach«. In jüngeren Jahren glaubte ich besonders vernünftig zu sein, wenn ich auf wütende Reaktionen verzichte,
- ich dachte oft, daß meine Zurückhaltung das kleinere Übel für alle Beteiligten sein wird. Ich meinte, so wird »am wenigsten Geschirr zerschlagen«.

Mit Neid beobachtete ich, wie andere Menschen spontan sagten, was sie dachten und oft auch taten, was sie fühlten.

Ich registrierte, daß diese Menschen trotzdem anerkannt waren und Zuwendung bekamen. Diese Menschen waren ausnahmslos seelisch gesund (zumindest aus meinem Blickwinkel).

Mein Verhalten hatte leichte aber auch schwere Folgen. Die leichteren Folgen hatten die anderen zu tragen. Sie hatten mir »mal die Meinung gesagt«. Die schweren Folgen mußte ich tragen. Wenn ich mich zu Unrecht kritisiert fühlte,

- spürte ich einen Achtungsverlust vor mir selbst, weil ich mich nicht gewehrt hatte;
- wurde die – aus meiner Sicht – unberechtigte Kritik an mir nicht aus der Welt geschaffen.

Das wiederum hatte zur Folge, daß ich in ein ungesundes Zwangsgrübeln verfiel, das ich nie abstellen konnte.

»Was würden die Menschen sagen, wenn ich ihnen zu einem späteren Zeitpunkt erkläre, warum ihre Kritik unberechtigt oder überflüssig war«, dachte ich oft.

»Da bist du ja selber schuld, sag doch gleich, was du denkst«, hörte ich eine Antwort.

Dieses Argument mochte ich nicht. Es konnte mir Kopfschmerzen bereiten, denn ich wußte, daß die anderen zumindest in diesem Punkt recht hatten. Ich muß sofort sagen, was ich denke! Ich konnte mich einfach nicht entschließen, auf unberechtigte Kritik nach außen spontan oder verärgert zu reagieren. Ich hätte es auch nur halbherzig getan. Nicht allein deswegen, weil ich darauf achten mußte, die freundschaftliche Beziehung zu erhalten.

Nein, ich hätte es nur halbherzig getan, weil mir seelisch gesunde Menschen mitunter noch empfindlicher vorkamen, als ich es war.

Ich sah und fühlte, daß ihre Sicherheit hin und wieder nur durch berufliche Erfolge, »Macht«, oder durch eine intakte Familie gedeckt war. Hinter dieser »Tarnung«, steckte manchmal eine Unsicherheit und Sensibilität, die mich verblüffte. Es gab in meinem Leben nach außen selbstbewußte Menschen, die übersensibel reagierten, wenn man es nur wagte, einen ihrer Schwachpunkte anzutippen. In diese versteckte Unsicherheit, wollte ich nicht eingreifen.

Die Meinung, daß ein depressiv veranlagter Mensch sich grundsätzlich nicht traut, wütend oder verärgert zu reagieren, würde ich, so formuliert, nicht bestätigen.

Aus meiner Erfahrung setzt sich seine Zurückhaltung, außer den bisher genannten Gründen, auch aus folgenden Erwägungen zusammen:

- Er hat Angst, plötzlich ein anderes Gesicht zu zeigen, als die Menschen es von ihm gewohnt sind.
- Er spürt oft die Empfindlichkeit der gesunden Umwelt, auf die er Rücksicht nehmen will. Er entscheidet sich, lieber selbst das Leid einer Unklarheit zu tragen, als es anderen zuzumuten. Er merkt, wie sein Verhalten in eine Erkrankung führt und ihm ein Stück Lebensqualität nimmt. **Er bleibt trotzdem dabei.**

Damit Sie, lieber Leser, noch besser verstehen, wie depressive Menschen sich durch das Zurückhalten ihrer Gefühle das Leben selbst schwer machen und schließlich erkranken, nenne ich Ihnen **ein Beispiel**.

Wenn sich von mir jemand etwas ausleihen wollte, habe ich diesen Gegenstand demjenigen in die Wohnung gebracht.

Nach Wochen oder Monaten habe ich mir diesen Artikel zurückgeholt. Das war kein Einzelfall, so erlebte ich es regelmäßig. An diesem Zustand war ich jedoch selbst schuld. Ich hatte es oft so angeboten. Die Menschen gewöhnten sich daran, und ich wagte nicht, es zu ändern.

Häufig hatte ich auch den Eindruck, als wenn sich das Wissen um meine Hilfsbereitschaft wie eine Epidemie verbreitet hat. Kein Mensch kam auf den Einfall, daß es noch andere Menschen gab, die mich »brauchten«. Jeder dachte offensichtlich, er wäre der einzige...

Ich hatte an manchen Tagen, auch als ich noch berufstätig war, so viel für andere Menschen zu tun, daß ich schon kleine Zettel anlegte, um nichts zu vergessen.

Ich spürte selbst im Traum, wie sehr mein Leben durch meine Entscheidung, mich von anderen Menschen steuern zu lassen, beeinträchtigt wurde. Ich merkte, wie wenig Zeit mir blieb, mich auf die schönen Dinge des Lebens zu konzentrieren. Meine unüberwindbare Angst vor »Nichtbeachtung« hat über den Beruf und die Alltagssorgen hinaus meine Leistungsgrenzen völlig ausgefüllt.

Dem depressiv erkrankten Menschen war oft über eine längere Lebenszeit nicht bewußt, daß Sorgen und Befürchtungen, solange sie unausgesprochen bleiben, inneres Leid und körperliche Schmerzen verursachen. Ihm war häufig nicht bewußt, daß er mit seinem Verhalten Puzzlesteine für den Weg in die Depression gesammelt hat.
Es ist schade, daß der Depressive selten dem Ruf seines Gefühls folgt und einfach nicht spontan reagieren kann. Das Gefühl arbeitet nämlich sehr korrekt. Es erinnert den Menschen außerdem an seine Begabung und Bestimmung. Dadurch, daß der Kranke Angst hat, seinem Gefühl zu folgen, nimmt seine Verunsicherung unaufhaltsam zu. »Er frißt auch zuviel in sich hinein.«
Die Puzzlesteine für den Weg in die Depression mehren sich Jahr für Jahr. Um ernsthaft zu erkranken, fehlt nur noch ein auslösendes Ereignis, wie zum Beispiel eine Trennung vom Lebenspartner oder ein anderer schwerwiegender Verlust.

Liebe Leserin, lieber Leser, wenn Sie sich für einen depressiv Erkrankten verantwortlich fühlen, dann denken Sie daran, ihn später, nachdem sich seine wichtigsten Bedürfnisse erfüllt haben und er sich gesund fühlt, weiter zu ermutigen. Er sollte künftig spontan reagieren. Gefühle, die er sofort zeigt oder ausspricht, kosten viel weniger Kraft, als die beklemmende Zurückhaltung.
Sagen Sie ihm, daß er vielleicht eine Freundin oder Freund verlieren kann, wenn er künftig sofort oder auch mal wütend reagiert. Es finden sich aber neue Freunde, an die man sich gewöhnt.
Gestatten Sie ihm, wiederholt Fehler zu machen, ohne daß er Ihr Zutrauen verliert. Vermitteln Sie ihm immer wieder das Gefühl, daß seine Meinung etwas wert ist.
Sagen Sie den Freunden und Bekannten, daß auch sie den Kranken ermuntern sollen, mehr spontan zu reagieren.
Menschen mit depressiven Charaktereigenschaften sind nicht die schlechtesten Freunde und können durchaus humorvoll sein.

Wenn der Betroffene noch einen Lebenspartner vermißt, sagen Sie ihm, daß es hierfür nicht zu spät ist. Er braucht vor anderen Menschen keine Angst zu haben, sie haben auch Fehler. Die Sorge, daß die Seele des Kranken noch am verlorenen Lebenspartner hängt, wird zunehmend kleiner, wenn man mit dem neuen Partner das erste Mal gelacht hat. Man gewöhnt sich schon nach Wochen aneinander.
Sagen Sie ihm, wenn er älter ist, daß er keine Last für die Menschen ist. Das Alter gehört gleichberechtigt wie jede andere Altersstufe zum Leben.
Sagen Sie ihm, daß er lernen muß, seinen Leistungsanspruch abzubauen. Er muß lernen, untätig zu sein. Einen Tag blau zu machen, sich gehen lassen.
Ermutigen Sie ihn! Wenn er unglücklich ist, soll er vor anderen Menschen nicht mehr so tun, als sei er glücklich.

Die Wirkung von Medikamenten

Lieber Leser, ich denke, Sie werden Verständnis haben, wenn ich meine Kompetenz als ehemaliger Patient nicht überschreiten möchte, indem ich genauere Auskünfte über die Wirksamkeit von Medikamenten gebe. Das kann und will ich nicht. Ich denke, ich darf aber diesbezüglich meine Erfahrungen unverbindlich an Sie weitergeben.

- Zunächst muß immer der Arzt entscheiden, ob im vorliegenden Fall Medikamente überhaupt erforderlich sind.
- **Die Wahl des richtigen Medikaments bleibt immer dem Arzt überlassen, denn die Kranken brauchen oft unterschiedliche Medikamente! Das gleiche gilt für die Dauer der Einnahme und die übrigen Einnahmevorschriften. Auch hierüber entscheidet der Arzt.**
- Ich selbst habe nur mit Medikamenten aus der Gruppe der »Antidepressiva« gute Erfahrungen gemacht. Sie haben die Eigenschaft, oft erst nach mehreren Wochen zu wirken. Anfängliche Nebenerscheinungen gehen in der Regel vorüber und sollten vom Kranken überstanden werden. Diese Medi-

kamente greifen direkt in die depressive Erkrankung ein und machen nicht süchtig. Es gibt heute auch »Antidepressiva«, die fast keine unliebsamen Nebenerscheinungen aufweisen. Nicht jeder Patient spricht auf diese neuen Medikamente an. Das gleiche gilt auch für herkömmliche Antidepressiva.

Vom Arzt und Patienten ist also oft Geduld erforderlich, weil unter Umständen erst das richtige Medikament gesucht und die Wirksamkeit erprobt werden muß.
Neben den üblichen »Antidepressiva« gibt es auch gute Pflanzenpräparate. Sie bestehen hauptsächlich aus Johanniskraut und können den Gesundungsprozeß günstig beeinflussen. Ich hatte den Eindruck, daß ein solches Mittel nach längerer Einnahmezeit meine Belastbarkeit erhöhte. Diese Medikamente sind freiverkäuflich, sie können aber auch von einem Arzt verordnet werden.
In diesem Zusammenhang mache ich darauf aufmerksam, daß ich in der schweren Depression die vorschriftsmäßige Einnahme der Medikamente vernachlässigt habe. Ich erinnere mich an eine Zeit, in der ich mich so vom seelischen Schmerz erdrückt fühlte, daß mir das Herausbrechen des Medikaments aus der Folie zuviel war.
Erst wenn meine Schmerzen auf ein erträgliches Maß zurückgingen, habe ich das Medikament in größeren Mengen aus der Folie entfernt und in eine Schale gelegt. Von dort aus brauchte ich es nur im »Vorbeigehen« aufnehmen. Das war für mich eine Erleichterung. Eine vorschriftsmäßige Einnahme der Medikamente muß also mit dem Arzt abgesprochen und notfalls von den Angehörigen überwacht werden.
Die Wirkung von Medikamenten sollte aber bei einigen Patienten nicht überschätzt werden. Die Medikamente haben nämlich einen unsichtbaren Feind, der ihre Wirkung manchmal behindern will. Dieser Feind ist die verletzte Seele des Kranken.
Die erkrankte Seele zeigt den Medikamenten mitunter, wer der Stärkere im Haus ist. Und so kommt es, daß die Seele die

Wirkung der Medikamente durchaus erst einmal in eine Art »Warteposition« schieben kann. »Hier warten die Medikamente« auf mehr Hilfe von außen. Das heißt, sie warten darauf, daß sich die Seele durch Lösung der wichtigsten Probleme des Kranken erholt. Je mehr die Seele durch Problemlösung »entgiftet« werden kann, desto mehr können die Medikamente ein Übriges tun.

Ich weiß aber, daß einige Menschen nur durch diese Medikamente (Antidepressiva) von ihren Depressionen befreit wurden. Eine besondere Therapie der Seele war nicht erforderlich.

Falls in anderen Fällen die durchschlagende Wirkung dieser Medikamente auf sich warten läßt, so haben sie nach meinen Erfahrungen dennoch einen Sinn. Sie wirken stimmungsaufhellend und sind bestens geeignet, den Gesundungswillen und die Selbsthilfefähigkeit des Kranken zu fördern. Die Heilungschancen können sich durch diese Medikamente erheblich erhöhen.
Auf alle Fälle sollte nicht nur der Patient, sondern auch die Angehörigen wissen, daß diese Medikamente Zeit brauchen, um ihre Wirkung entfalten zu können.
Ich bitte den ratsuchenden Leser, sich in dieser Frage bei einem fachkundigen Arzt ergänzend zu informieren.

Der Erkrankte kann nach seiner Gesundung Rückfälle verhindern

Wenn der Erkrankte die Depression überstanden hat, wird er möglicherweise hin und wieder einen Rückfall befürchten. Das ist verständlich und hängt mit der Schwere des erlittenen Leids zusammen.

Einem Rückfall kann vorgebeugt werden
– durch vorbeugende Einnahme von Medikamenten. Die

Menge und Dauer dieser vorbeugenden Maßnahme bestimmt der Arzt. Alle Fragen in diesem Zusammenhang müssen mit dem Arzt abgesprochen sein.

- wenn die helfenden Personen noch über längere Zeit das Harmoniebedürfnis des Betroffenen im Auge behalten; zumindest solange, bis der Patient einen stabilen Eindruck macht.
- wenn der ehemalige Patient seine Neigung, Begabung oder Talent fördert – je nach Möglichkeit nutzt und hierbei von Angehörigen und Freunden unterstützt wird. Gleichzeitig sollte er überlegen, ob sich unliebsame Aufgaben oder Pflichten verringern lassen.
- wenn der Patient und die Angehörigen sich ein grundsätzliches Wissen über diese Erkrankung aneignen. Sie sollten wissen, daß auch ein Rückfall heilbar ist.
  Durch ein Grundwissen um Depressionen wird im Rückfall auch vieles leichter. Eine jahrelange Ratlosigkeit gibt es nicht mehr.
- wenn zusätzlich auf körperliches Wohlbefinden geachtet wird.

Es gibt jedoch Probleme in einer depressiven Erkrankung, die ich in meinem Buch nicht berücksichtigt habe und es auch nicht kann. So kann es zum Beispiel sein, daß erst eine völlig zerrüttete Ehe getrennt oder ein Arbeitsplatz gewechselt werden muß, damit eine Basis entsteht, auf der ein Gesundungsprozeß erfolgen kann. Es gibt sicher auch Probleme, die vorerst nicht zu lösen sind, wodurch der Gesundungsprozeß hinausgezögert wird.

Der Hausarzt ist eine wichtige Kontaktperson

Wenn zunächst nur Vermutungen bestehen, daß eine depressive Erkrankung vorliegt, sollte diese Frage durch den Hausarzt des Patienten geklärt werden.
Eine sehr große Schlüsselrolle bei der Erkennung von Depressionen spielt der Hausarzt.
An ihn wendet sich der Kranke zuerst. Er kommt meistens nicht, weil er Depressionen vermutet, sondern er kommt wegen körperlicher Beschwerden wie Herz- und Atembeschwerden, Verspannungen und Kopfschmerzen, Nackenschmerzen, Rückenschmerzen, Schweißausbrüchen, Schlafstörungen oder Druck auf der Brust.
Manche Patienten klagen über mangelnde Freude am Leben, Antriebsverlust, Energieverlust, sie fühlen sich schlapp, nicht mehr so leistungsfähig und niedergeschlagen. Ein anderer klagt, daß er am liebsten den ganzen Tag im Bett liegen würde oder daß er die Kontakte zu Freunden vernachlässigt hat.
Mangel an Anerkennung oder Einsamkeitsgefühle werden häufig genannt.
Manche Patienten sprechen langsamer als früher.
Einige klagen, nicht mehr gebraucht zu werden. Manche fühlen sich innerlich leer, unkonzentriert und von den Mitmenschen unverstanden. Der Haushalt, das Hobby oder selbst kleinere Arbeiten können nur mit Überwindung und langsamer als früher verrichtet werden. Nichts macht mehr so richtig Spaß – am liebsten würden sie niemanden mehr sehen. Nicht selten spüren depressive Menschen auch die Notwendigkeit, mehr leisten zu müssen. Sie schaffen es aber nicht.
Aufgabe des Hausarztes ist es nun, aufzuklären, ob die Beschwerden eine körperlich-organische Ursache haben oder

sich hinter diesen Beschwerden eine seelische Erkrankung verbirgt.
Der Hausarzt kennt den Patienten möglicherweise am längsten und von früher. Er kennt die Krankengeschichte. Er weiß, ob der Kranke Rückhalt durch Familie oder Angehörige hat und er wird herausfinden, ob der Patient selbstmordgefährdet scheint.
Der Hausarzt entscheidet in der Regel, ob aufgrund seiner Vermutungen eine depressive Erkrankung vorliegt. Er wird zunächst jedoch eine körperliche Untersuchung vornehmen, um organische Ursachen der Beschwerden auszuschließen. Der Hausarzt entscheidet, ob eine Therapie notwendig ist, ob sie ambulant oder stationär durchgeführt werden sollte. Sicher wird der Hausarzt auch bei der Wahl eines guten Therapeuten behilflich sein.
Der Kranke und die Angehörigen sollten aber wissen, daß einige Hausärzte geneigt sind, zunächst mehr die körperlichen Beschwerden zu behandeln, bevor sie eine Depression vermuten.
Ist eine Depression festgestellt, sollte der Hausarzt die körperliche Verfassung des Kranken im Auge behalten. Das heißt, neben einer möglichen Therapie sollte zusätzlich der vertraute Kontakt zum Hausarzt aufrechterhalten werden.

Von »Wunderheilern« ist abzuraten

Es gibt seelisch erkrankte Menschen, die der Schulmedizin kein Vertrauen mehr schenken. Einige von ihnen werden in ihrer Not schwach und anfällig für fragwürdige Therapien. Sie wenden sich Heilern und Wunderheilern zu.
Bevor der Kranke so etwas plant, sollte er folgendes bedenken:
Die öffentlichen Medien warnen glaubhaft vor diesen zweifelhaften Therapieformen. Sie berichten, daß immer mehr selbsternannte Wunderheiler gute Geschäfte mit der in Not geratenen Seele machen.
Diese »Therapieformen« sind in ihrer Wirksamkeit nicht überprüft worden und sehr teuer. Keine Krankenkasse übernimmt die Kosten. Patienten, die eine solche Therapie probiert haben, berichten, daß die Geldforderungen hoch waren, das Krankheitsbild in Einzelfällen schlimmer wurde oder nur eine anfängliche Besserung spürbar war. Bei manchen Klienten soll sich eine persönliche Abhängigkeit von diesen »Heilern« ergeben haben.
Es gibt überall offiziell zugelassene Ärzte und Therapeuten mit einem Diplom, die seelische Erkrankungen, insbesondere Depressionen, behandeln. Sie haben unsere Erkrankungen studiert. **Diese Ärzte und Therapeuten sind durchaus geeignet, helfend in eine depressive Erkrankung einzugreifen.**
Sollten sich hier keine Behandlungserfolge einstellen, empfehle ich, dieses Problem unter dem Dach zugelassener Ärzte und Therapeuten zu lösen. So wie ich es getan habe.
Unter diesem Dach sind wirkungsvolle Behandlungsmethoden zu finden. Die antidepressiv wirkenden Medikamente haben unzählige Male den Menschen aus der Depression herausgeholfen oder ihren Beitrag hierzu geleistet. Die Gesundungsmöglichkeiten in Zusammenarbeit mit Ärzten und Therapeuten werden vielfach nicht ausgeschöpft.

»Ein Wort« an den Erkrankten selbst

Ich kenne Ihre seelischen Qualen

Lieber Leser, ich war ebenso depressiv erkrankt wie Sie.
Sie fühlen sich kraftlos, ohne Schwung, rat- und hilflos.
Aufgaben, die Ihnen normalerweise keine Schwierigkeiten bereiten, empfinden Sie in der Depression als Last – kaum zu bewältigen. Sie fühlen sich abseits von dem, was um Sie herum passiert. Sie fühlen sich nicht mehr »dazugehörig«.
Genau wie ich, so sind vielleicht auch Sie erstaunt, daß Sie Ihr Leben in einer besseren Zeit nicht anhalten konnten.
Genau wie ich in meiner Erkrankung, fragen auch Sie sich, wann der Kampf gegen die Depression endlich aufhören wird. Sie und ich, wir könnten eine Summe von Verletzungen und Unrecht aus unserem Leben aufschreiben. Wir sind geprägt davon. Unsere Gedanken spielen immer wieder die Zeitabschnitte durch, in denen wir besonders schwer enttäuscht wurden. In unserem Leben gab es auch Ereignisse, von denen wir nicht erwartet hatten, daß sie sich so entwickeln oder eintreffen würden. War es nicht so, daß wir geglaubt hatten, daß man nicht verlieren kann, was man einmal mühsam aufgebaut hat – zum Beispiel eine Familie – Partnerschaft – ein Zuhause – eine Existenz?
In der Depression denken wir daran, was wir im Leben hätten besser oder anders machen sollen. Wir überlegen, was wir versäumt und falsch gemacht haben. Das geht aber auch gesunden Menschen so. Wir alle treffen in unserem Leben Entscheidungen, die wir später als falsch bewerten.
In der Depression merken wir, daß wir nicht immer das im Leben erreichen konnten, wovon wir vielleicht in unserer Jugend geträumt hatten. Auch das geht sehr vielen Menschen so. Oft haben die Lebensumstände es nicht erlaubt, oder unser Ziel war einfach zu groß.

In der Depression empfinden wir uns häufig als eine »Zumutung« für andere.
Weil das so ist, verhalten wir uns in Gegenwart anderer Menschen entsprechend unsicher und angstvoll. Häufig glauben wir auch, daß die anderen mit ihren Ansichten mehr recht haben als wir. Das ist nicht richtig. Die gesunden Menschen haben ebenso oft recht oder unrecht wie Sie und ich. Der Unterschied besteht lediglich darin, daß gesunde Menschen sich weniger Gedanken machen, wenn sie einmal spontan etwas Verkehrtes sagen. Oft empfinden sie ihre Fehler einfach nur als menschlich.
Wir jedoch können nicht so reagieren. Spontane, wohltuende Äußerungen scheuen wir, weil wir Angst haben, jemanden zu verletzen. Angst und Hemmungen sind uns besonders vertraut, weil wir befürchten, durch eine unbedachte Äußerung die Zuwendung der Menschen zu verlieren.
In der Depression fühlen wir uns fremd in unserer Umgebung. Wir fühlen uns auch unverstanden. Viele von uns werden kontaktscheu, weil wir Angst haben, den Menschen nicht zu genügen oder von ihnen wieder verletzt zu werden.
Oft fühlen wir uns überflüssig. Eine ungewisse Zukunft treibt uns die Angst so stark in unsere Seele, daß unser Antrieb, etwas für uns zu tun, schwach wird. Hinzu kommt, daß wir häufig glauben, daß andere Menschen mehr im Leben erreicht haben als wir.
Ich weiß, daß Ihre Gedanken zur Zeit vergeblich nach einer Lebensmöglichkeit suchen, die Sicherheit, Geborgenheit und »seelisches Wohlgefühl« bietet.
Ähnlich wie ich, spüren Sie manchmal auch bei kleinen Problemen Gefahr auf sich zukommen, die Sie nicht wie in gesunden Zeiten abwehren können. Sie fühlen sich zu schwach. Kleine Probleme vergrößern sich in der Depression, weil Ihre seelischen Abwehrkräfte geschwächt sind und Ihre Gefühlswelt intensiver als in gesunden Zeiten reagiert.
Vermutlich werden Sie nicht nur seelische, sondern mitunter auch körperliche Schmerzen spüren. Ich zum Beispiel hatte in

der Depression viel mit Kopf- , Nacken- und Rückenschmerzen zu tun.
Oft ist es so, daß sich Ihre anscheinend ausweglose Situation endlos hinzieht, weil Sie Angst und wenig Kraft spüren, etwas dagegen zu tun.

Ihr Leben war ja einmal in Ordnung!

Warum noch einmal beginnen?
Das würde ja heißen, daß Ihre bisherige Mühe umsonst war.
Ich weiß, Sie spüren im Augenblick keinen Grund für einen solchen Kraftaufwand, weil Sie sich abgeschnitten und allein fühlen.
Ich werde auf den nächsten Seiten aber begründen, warum sich der Aufwand für einen Neuanfang doch lohnt. Er lohnt sich, auch wenn wir uns in der Depression enorm überwinden müssen, es zu glauben.
Bei mir war es zunächst so, daß ich früh morgens, nach dem Aufwachen, nicht aufstehen wollte.
Ich konnte keinen Sinn mehr im »Aufstehen« erkennen. Für wen auch – warum auch? Ich spürte, daß der vor mir liegende Tag nur eine Wiederholung des gestrigen Tags sein würde. Den gestrigen Tag empfand ich als sinnloses und quälendes Dasein. Weder heute noch morgen würde sich daran etwas ändern.

Wenn ich auf der Straße war

- erschreckte mich die Wirklichkeit, sie schien mir nicht lebenswert;
- wußte ich oft nicht was ich machen sollte. Ich fühlte mich von der Umwelt abgeschnitten und isoliert. Ich spürte Angst und ging Menschen aus dem Weg.

Wenn ich auf der Straße war, dachte ich mit Sorgen daran, wieder in meine Wohnung gehen zu müssen. Die Einrichtungsgegenstände meiner Wohnung kamen mir kalt und fremd vor. Sie erinnerten mich an ein fröhliches Familienleben, das ich einmal hatte. Vielleicht kennen auch Sie das Gefühl, daß man von einer schmerzenden »Stille und Leere« empfangen wird, sobald man die Wohnung betritt.
Wenn ich in meine Wohnung kam, suchte ich Erleichte-

rung, indem ich mich zunächst setzte oder hinlegte. Danach stellte ich mir oft in panischer Verzweiflung die Frage – »Was nun?« Weil ich auf diese Frage keine Antwort fand, versuchte ich herauszufinden, warum vieles in meinem Leben so enttäuschend verlaufen ist. Die Antworten, die ich fand, waren alle nicht geeignet, meine seelischen Qualen zu beenden.

Wie sich die schmerzvolle Vergangenheit vergessen läßt

Mein ständiger Rückblick in die Vergangenheit machte es mir unmöglich, das Leben wieder schön finden zu können. Mein Gesundungsprozeß verzögerte sich, weil ich mir Tag für Tag, über Jahre, die gleichen Fragen stellte. Meine Gedanken fielen immer wieder in die unabänderliche Vergangenheit zurück, obwohl ich merkte, daß ich so nicht weiterkam.
Es war, als wenn eine unsichtbare Kraft in mir die Ungerechtigkeiten und Schicksalsschläge meines Lebens nachträglich ändern wollte.
Wenn ich merkte, daß mich die Vergangenheit nicht weiterbrachte, versuchte ich es eben mit der Zukunft. Die Zukunft machte mir aber nur zusätzliche Angst. Sie zeigte mir keinen Ausweg.
Es ist schade, daß wir in der Depression nicht sehen können, daß sich die Probleme der Vergangenheit und Zukunft

»von allein erledigen«,

wenn wir aufhören könnten, für sie eine Lösung zu suchen.

Damit sind wir in der Depression überfordert.
Stellen Sie sich einmal vor, die Probleme der Vergangenheit, Gegenwart und Zukunft wären jeweils 10 kg schwer. Wir können nicht ständig 30 kg mit uns tragen. Um gesund zu werden, brauchen wir nur das Gewicht unserer Gegenwart verringern,

in dem wir uns erneut Zuwendung suchen und unser Leben neu ordnen.

Gelingt es uns, unsere Gegenwart zu verbessern

– löst sich die Zukunftsangst in »Nichts« auf. Es gibt sie nicht mehr.

Gelingt es uns, unsere Gegenwart zu verbessern

– zieht sich auch die Vergangenheit von allein zurück. Sie schmerzt nicht mehr – gerät in Vergessenheit – oder sie wird uns immer gleichgültiger.

Die Vergangenheit war möglicherweise schön – alles war so vertraut. Sie war unser Lebensinhalt. »Man kann sie nicht einfach vergessen«, sagen wir.

Das Leben aller Menschen ist aber in Zeitabschnitte eingeteilt. Nachdem ein Abschnitt zu Ende ist, folgt der nächste.

Der nächste Abschnitt kann ebenso schön werden, wenn

– wir weniger Angst spüren würden, ihn aufzubauen, und
– keine Angst vor dem Neuen und Unbekannten hätten.

Weniger Angst vor einem Neuanfang

Wir sollten ersetzen, was das Leben uns genommen hat. Das, was unserer Seele fehlt, sollten wir uns neu beschaffen, um wieder Freude zu empfinden. »Wie soll ich das machen? Das ist anstrengend und aussichtslos«, sagen wir in der Depression.

Das Schicksal hat aber nicht irgendjemandem diese Anstrengung zugemutet, sondern Ihnen und mir. Depressive Menschen gehören zu den besonders starken und leidensfähigen Menschen. Uns wird diese Anstrengung zugemutet. Für diese Mühe werden wir erst später durch ein gesundes Lebensgefühl belohnt.

Ich kenne gesunde, heitere Menschen, denen ich es nicht ohne Weiteres zumute, depressive Schmerzen zu ertragen.

Deswegen sagen Sie mir nicht, lieber Leser, daß Sie nicht stark und leidensfähig sind. Sie sind es!

Daß wir auf unserem Gesundungsweg oft mutlos sind und

keine Aussicht auf ein Leben in Geborgenheit spüren, liegt daran,

- daß unserer Antrieb nur eingeschränkt arbeitet und wir verängstigt sind;
- daß einige von uns irrtümlicherweise glauben, ein besseres Leben nicht verdient zu haben;
- daß wir uns von Rückschlägen und Kritik entmutigen lassen;
- daß manche von uns fühlen, »viel Liebe schenken zu können«, die **anscheinend** keiner haben will.

Wir sind verängstigt, wenn wir an folgende Fragen denken:

- Wie kann ich überhaupt glauben, daß es noch Menschen gibt, die mich brauchen, mich schätzen, mir Zuneigung geben und mit denen ich wieder lachen kann?
- Wie kann ich einen neuen Lebenspartner finden, an den ich mich gewöhne, bei dem ich mich geborgen fühle?
- Wie kann ich meine sozialen Probleme lösen?

Wir haben Angst, daß unsere Seele alles Neue und Unbekannte abstoßen wird. Diese Angst ist unnötig. Nach einer kurzen Zeit der Eingewöhnung nehmen wir das Neue und Unbekannte an und spüren erneut Freude am Leben.

In meinem Fall, war das »Unbekannte« die Angst vor einer neuen Lebenspartnerin. Nie hätte ich gedacht, daß ich mich an einen »neuen Menschen« an meiner Seite gewöhnen werde. Wie sehr ich mich getäuscht habe!
Wenn wir in der Depression ruhig und gelassen wären, könnten wir unser Leben kraftvoll neu ordnen. Unsere Seele aber stellt sich taub, wenn wir sie um Ruhe und Gelassenheit bitten. Um schneller gesund zu werden, habe ich meine Seele einfach »überlistet«. Ich habe fast »blind« darauf vertraut, daß die Depressionen sich auflösen, sobald ich es geschafft habe, meine Einsamkeit zu beenden. Mit dieser Vorstellung hatte ich Erfolg.
Das heißt, wenn wir mit »blinden Vertrauen« uns hartnäckig

beschaffen, was uns am meisten fehlt, werden wir durch Freude am Leben belohnt.
Ob diese Freude sich früher oder erst später einstellt, hängt vom Grad der Angst ab, die uns während unserer Selbsthilfebemühungen behindern will.
Die Angst, die unsere Selbsthilfefähigkeit schwächt, kann verringert werden, wenn wir wissen,

- was unserer Seele am meisten fehlt (das läßt sich herausfinden);
- daß unsere Erkrankung weltweit bekannt ist;
- daß unsere Erkrankung vorübergehen wird;
- daß auch schwere, langanhaltende Fälle heilbar sind, wenn die Ratlosigkeit durch mehr Hartnäckigkeit ersetzt wird;
- daß alles Schlimme oft ein Tor zu einem besseren Leben ist.

Ich will Sie ermuntern, die Mühe eines möglichen Neuanfangs auf sich zu nehmen. Erst später werden Sie merken, daß es sich gelohnt hat.
Wundern Sie sich aber nicht, wenn die Seele Ihre Selbsthilfebemühungen nicht kräftig unterstützen will.
Obwohl Ihre Seele gesund sein möchte, wird sie Ihnen oft »sagen«, daß »Hinlegen« und »Nichtstun« besser ist, weil Sie sich ratlos fühlen. Das Gefühl von »Ratlosigkeit« wird in der Depression häufig noch durch folgenden Irrtum unterstützt:

»Die Welt bleibt grau und traurig, daran kann auch eine verbesserte Gegenwart, zum Beispiel in einer neuen Lebensgemeinschaft nichts ändern«, so glauben wir.

Das jedoch ist eine depressiv bedingte Fehleinschätzung.
So wie die Welt ist, wird sie wieder voll von uns angenommen, wenn die Leere in uns selbst beendet wird. Das heißt, der Alltag, die Straßen und Häuser gewinnen wieder an Farbe. Regen und fallende Blätter im Herbst haben nicht länger etwas »Bedrückendes« an sich.
Um dieses Ziel zu erreichen, ist jetzt Ihre Hilfsbereitschaft ge-

fragt. Die Seele braucht die Hilfe Ihres Willens. Ich weiß, das ist leicht gesagt, weil die Depresssion an der Fähigkeit, uns selbst zu helfen, nagt. Es ist aber zu schaffen.

Sie sind mehr wert als Sie glauben

Bevor ich Ihnen aus meiner Erfahrung heraus rate, was Sie auf Ihrem Weg in die Gesundheit beachten sollten, möchte ich Ihnen noch etwas Wichtiges sagen:
Es kann sein, daß Sie jemanden haben, der Sie in Ihrer depressiven Erkrankung beschützt.
Es ist auch möglich, daß Sie sich in Ihrer Wohnung, einem Heim oder im Krankenhaus isoliert fühlen.
Ebenso kann es sein, daß Sie in diesem Moment in einem einfachen Hinterhofzimmer einer Großstadt liegen und so verängstigt sind, daß Sie sich kaum noch auf die Straße wagen. Es ist alles möglich!
Wo immer Sie jetzt auch sein mögen, ich möchte Ihnen sagen, daß Sie und ich mehr wert sind, als wir in der Depression glauben.
Sie sind es wert, genau wie jeder andere Mensch, Zuwendung und Freude am Leben zu spüren.
Dabei ist es völlig unwichtig, ob Sie Sozialhilfeempfänger, Rentner oder Hausfrau sind. Es ist unwichtig, ob Sie Arbeiter, Angestellter, Beamter oder selbstständiger Unternehmer sind. Selbstverständlich ist auch Ihre Staatsangehörigkeit und Hautfarbe unwichtig.
Jeder einzelne von uns ist es wert, wieder Zugehörigkeit und Zuwendung zu spüren. Mit unserer Geburt haben wir uns ein Anrecht erworben, auf dieser Welt zu leben.
Jedes Leben entwickelt sich aufgrund einer Vielzahl von Umständen anders. Darum sollten wir uns nicht mit den Gedanken belasten, weniger als andere erreicht zu haben.
Sie und ich, wir sind überhaupt keine schlechteren Menschen als die Gesunden auf der Welt. Wir unterscheiden uns von ih-

nen nur darin, daß wir den Kampf gegen Schicksalsschläge und Einsamkeit als besonders schwer empfinden.
Wer sich von uns allein fühlt, denkt, daß er allein bleiben wird. Wenn wir in der Einsamkeit andere Menschen zusammen sehen, denken wir, daß mit uns etwas nicht stimmt. Ich versichere Ihnen, daß dieser Glaube ein depressiv bedingter Irrtum ist.
Falls Sie unter solchen Gefühlen und Gedanken leiden, dürfen Sie fest darauf vertrauen, daß es irgendwo in Ihrem Umkreis einen Menschen gibt, der gern mit Ihnen leben würde – **so wie Sie sind**.
Irgendwo in Ihrem Umkreis gibt es auch mindestens einen Menschen, der gern mit Ihnen Freundschaft schließen würde – **so wie Sie sind**.
Irgendwo in Ihrem Umkreis gibt es Menschen, die **Ihren Rat und Ihre Hilfe** brauchen. Möglicherweise sind es Menschen, die Ihnen heute noch unbekannt sind. Menschen, von denen Sie einmal beachtet und geschätzt werden.
Ich weiß, Ihr Gespür sagt Ihnen, daß gerade Sie von niemandem mehr gebraucht werden.
Ich weiß, daß Sie so denken. Ich habe in der Depression ebenso gedacht und gefühlt. Das ist aber ein Irrtum, für den wieder die Depression verantwortlich ist – denn Sie sind mehr wert, als Sie in der Depression glauben.

Meine Erfahrung – meine Ratschläge

Lieber Leser, ich hoffe, daß alles für Sie etwas leichter wird, wenn ich Ihnen aus meiner Erfahrung heraus einige Hinweise und Ratschläge gebe. Beachten Sie bitte dabei, daß Ihre depressiv bedingte Angst noch zu groß sein kann, um Ratschläge anzunehmen oder zu befolgen. Verlassen Sie sich hierbei auf Ihr Gefühl. Ich denke, Sie spüren selbst am besten, ob ein Ratschlag auf Sie zutrifft und sich im Augenblick schon verwirklichen läßt.

- Bitte überlegen Sie, ob Sie früher schon einmal völlig verzweifelt waren, weil Sie glaubten eine schmerzvolle Angelegenheit nicht überstehen zu können? Hat sich damals die verzweifelte Situation gelöst oder nicht?
  Ich denke, daß sich Ihr damaliges Problem irgendwie erledigt hat. Oder es war zumindest so, daß die Zeit und andere Ereignisse die damaligen Sorgen vergessen ließen. So wird es auch mit Ihrer jetzigen Erkrankung sein. Sie ist gekommen und wird auch wieder gehen – auch dann, wenn Sie schon Jahre anhalten sollte. Sollte das der Fall sein, ist auf Ihrem Gesundungsweg möglicherweise etwas falsch gelaufen und sollte jetzt korrigiert werden.
- Lassen Sie sich durch Enttäuschungen und Rückschläge auf Ihrem Gesundungsweg nicht entmutigen.
  Das depressive Gefühl, gar nichts oder wenig zu erreichen, enthebt uns nicht der Aufgabe, es immer wieder zu versuchen. Mit dieser Einstellung wurde ich gesund.
  Der Weg in die Gesundheit ist nicht mit einer Autobahn vergleichbar, auf der es immer geradeaus geht.
  Aus der Depression herauszukommen, ähnelt eher einer unebenen Straße, die auch noch ein paar Umleitungen zu bieten hat. Diese Umwege sind keine Sackgassen, wie wir oft annehmen. Die Umwege sind bestens geeignet, neue Menschen und Möglichkeiten kennenzulernen. So kommen wir ans Ziel. Vertrauen Sie einfach darauf, daß sich der Sinn dieser Schwierigkeiten erst später ergeben wird.
  Aus einigen alltäglichen Ereignissen schließen wir vielleicht, daß sich alles von unserer Person abgewendet hat. Das heißt, die Depression läßt uns manches schwerer sehen, als es von unserer Umwelt gemeint ist.
  Einige Beispiele:
  - Für unsere Mitmenschen gehört ein kritisches Wort oft zum Alltagsleben. Depressionen sind vielen Leuten ein Rätsel. Die Umwelt wird sich Ihnen gegenüber also so verhalten, wie sie es gerade für richtig empfindet. Versuchen Sie, die Welt so zu akzeptieren, wie sie ist, um so besser wird es Ihnen gehen.

- Unsere Angehörigen und Freunde werden uns nicht alle »Steine« auf dem Weg in die Gesundheit wegräumen. Um das zu können, müßten sie mit unserer erkrankten Gefühlswelt völlig vertraut sein.
- Es ist möglich, daß Sie einmal eine weniger gute Nachricht erhalten. Solche Nachrichten kommen nicht zu Ihnen, weil das Schicksal es besonders schlimm mit Ihnen meint. Sie erhalten solche Mitteilungen deswegen, weil das Leben Sie in den normalen Kreislauf von guten und schlechten Nachrichten einbezieht.
  Sollten Sie es schaffen, das Verhalten Ihrer Umwelt und die kleinen Alltagsüberraschungen weniger persönlich zu nehmen, werden Sie sich kräftiger fühlen. Ich habe in der Depression alles zu persönlich genommen. All meine Ängste, Befürchtungen und Vermutungen sind aus der Depression heraus entstanden und haben mich grundlos belastet.

- Ich habe in der Depression immer versucht, das zu tun, wozu ich mich gerade noch fähig fühlte, um »unerledigte Arbeiten« nicht anwachsen zu lassen. Das war gut so. Wenn es also Aufgaben gibt, die Sie aufgrund Ihrer Erkrankung bisher noch nicht erledigen konnten (z. B. Post, Behördengang usw.), dann versuchen Sie, diese Aufgaben anzugehen. Denn erst wenn möglichst viel »Unerledigtes« erledigt wird, werden Sie sich etwas freier fühlen für die eigentlichen Aufgaben, die für Ihren Weg in die seelische Gesundheit entscheidend sind.
- Nachdem ich mich wieder gesund fühlte, habe ich die Erkenntnis gewonnen, daß wir in der Depression bedenkenlos aufhören könnten, uns schuldig zu fühlen.
  Wenn wir im Leben etwas getan haben, was nicht richtig oder sogar schmerzhaft für andere Menschen war, reicht es völlig aus, wenn wir unsere Schuld erkennen und sie aussprechen. Das genügt. Wir sollten und brauchen keine Schuldgefühle haben. Mit dem Gefühl von Schuld und Wertlosigkeit sind wir ungerecht zu uns selbst.
  Jeder Mensch macht eine Fülle von Fehlern im Laufe des Le-

bens. Fehler, die aus Unerfahrenheit, seelischen Problemen, falschen Ratschlägen oder vielleicht auch Leichtsinn entstanden sind. Fehler entstehen nicht, weil wir schlechte Menschen sind. Wenn wir von einem Menschen abgelehnt oder verlassen werden, dann glauben wir, daß diese Ablehnung ein Beweis für unsere Wertlosigkeit ist. **Wer garantiert uns aber, daß mit den Menschen alles stimmt, die uns ablehnen oder verlassen?** Auch die anderen haben Vorurteile, Schwächen und Fehler. Unsere Schuldgefühle nutzen weder den anderen Menschen noch uns selbst. Nichts wird dadurch gebessert. Wenn Sie sich künftig höher bewerten als bisher, werden Sie erstaunt sein, wie Ihr Ansehen unter den Menschen zunimmt und Sie sich wohler fühlen.

- »Meine besten Jahre waren ..., doch das ist jetzt vorbei«, sagen wir oft in der Depression.

Wenn wir aufhören könnten, so zu denken, liegen die besten Jahre noch vor uns. Vielleicht fühlen Sie sich zu müde für einen Neuanfang. Wenn Sie nicht gerade wichtige Medikamente bekommen, die auch eine ermüdende Wirkung haben können, sind die Gründe hierfür Ihre Angst oder das Gefühl, »nicht gebraucht zu werden«. Was glauben Sie, wie wach Sie plötzlich wären, könnten Sie in diesem Augenblick Freude oder Interesse an etwas spüren. Wo Freude und Interesse ist, bildet sich gleichzeitig Energie.

Die seelisch bedingten Ursachen von Müdigkeit verschwinden, indem wir unser Leben so ändern, daß unsere Gedanken durch neue Aufgaben wieder wohltuend gefesselt werden. Es liegt an uns, ob wir uns schon bald wieder auf jeden Tag freuen. Ein erster Schritt in die richtige Richtung wäre:

Gewöhnen wir uns langsam an den Gedanken, die Geschehnisse in unserem Leben als eine unabänderliche Tatsache hinzunehmen. Akzeptieren wir, was geschehen ist. Wir sind ja nicht allein. Eine Flut von Menschen, denen wir die Schicksalsschläge auf der Straße nicht anmerken, mußte bereits hinnehmen, daß das Leben in feste Abschnitte eingeteilt und mit Verlusten verbunden ist.

- Häufig bedauern wir in der Depression
  – wo und in welcher Zeit wir geboren sind, oder
  – warum gerade uns das Schicksal so hart anpacken mußte.

  Niemand lebt so herrlich einfach und gesund wie der, der nichts anderes sein möchte als er ist. Niemand lebt so problemlos wie der, der Zeit und Ort seines Lebens einfach annimmt.

  Schicksalsfragen führen nur zum erhöhten Selbstmitleid. Genau wie der Schmerz der Vergangenheit, zieht sich das Selbstmitleid durch die Erfüllung unserer Grundbedürfnisse zurück. Das muß nicht in jedem Fall eine neue Partnerschaft sein. Es könnte, um ein weiteres Beispiel zu nennen, auch eine Aufgabe in einem Interessenkreis sein, in dem wir uns geborgen fühlen.
- In der Depression spüren wir häufig Selbstmitleid. Wir sollten es nicht unterdrücken, weil es ein notwendiges, ja wichtiges Ventil unserer angestauten Gefühlswelt sein kann. Unterdrücktes Selbstmitleid führt nur zu vermehrtem Grübeln und Zwangsdenken. Lassen Sie also Selbstmitleid zu – in geringen Maßen auch vor anderen Menschen.
- Setzen Sie sich in der Depression ein Ziel. Nicht unmöglich hoch. Ein Ziel jedoch, das Ihre Selbsthilfefähigkeit etwas anspornt. Ein Ziel, das geeignet ist, Sie aus der Depression herauszuführen.

  »Nicht der Tod, sondern das Leben ist jetzt wichtig«, wechselten einmal meine Gedanken, und ich spürte, wie ich mich gegen die Depression auflehnte. In diesen Minuten hatte ich eine Idee. Ich habe in Gedanken eine Urlaubsreise mit einer Lebenspartnerin geplant – mit einer Frau, die ich erst noch kennenlernen mußte.

  »Das Leben kann mit mir nicht so umspringen, daß ich mir diesen Traum nicht noch einmal erfüllen kann. **Nur wenn ich mir ein Ziel setze, kann ich es auch erreichen – sonst nicht**«, dachte ich. »Mein Wille wird Sieger bleiben, nicht meine Angst.«
- Körperliches Wohlbefinden bedeutet nicht selten auch »erhöhte Selbsthilfefähigkeit«. Ich kann diesen Punkt nicht oft

genug erwähnen, weil ich hier viele Erfahrungen gesammelt habe. Unser Wohlbefinden wird jedoch häufig durch depressiv bedingte Schlafstörungen beeinträchtigt.
Oft ist es die Nacht, die durch Nichteinschlafenkönnen, oberflächlichen Schlaf, häufiges Erwachen, ruheloses Wachliegen, Angstträumen und frühes Erwachen am Morgen für uns quälend ist. **Die nächtlichen Schlafstörungen beeinträchtigen unser Wohlbefinden am Tag.**
Unsere bekannte Antriebslosigkeit entsteht nicht, wie wir oft annehmen, allein aufgrund unserer seelischen Probleme. Richtig ist, daß hierfür auch unser körperliches Unwohlsein verantwortlich ist. Ungesunde Ernährung, Bewegungsmangel und Schlafstörungen haben hierbei einen deutlichen Anteil.
Solange Ihre Schlafstörungen durch eine verbesserte Gegenwart nicht entscheidend zu beheben sind, sollten Sie wissen,
– daß eine gesunde Ernährung,
– ein täglicher Spaziergang oder
– sportliche Betätigung in einer Gemeinschaft

Ihr körperliches Wohlbefinden stärkt. Das ist wichtig, weil dadurch der Anreiz, Ihre seelischen Probleme anzugehen, von der körperlichen Seite unterstützt wird. Körperliches Wohlbefinden begrenzt auch die Hoffnungslosigkeit in der Depression.
In diesem Zusammenhang möchte ich darauf hinweisen, daß Schmerzmittel – oder Alkoholmißbrauch, die seelischen und körperlichen Beschwerden in der Depression erhöhen. Schmerzmittel – oder Alkoholabhängigkeit sind ein hervorragender »Dünger« für eine Depression. Sie sind auch ein guter Nährboden für einen Rückfall in diese Erkrankung. Für den Fall, daß Sie hier Probleme haben, denken Sie daran, daß wir in der Depression nur deswegen zu diesen Mitteln greifen, weil wir nicht wissen, wie wir anders an den seelischen Unruheherd herankommen sollen.
Bitte gehen Sie hier kein längeres Risiko ein und besprechen Sie mit Ihrem Arzt und Ihren Angehörigen, ob ein vorübergehender Krankenhausaufenthalt erforderlich scheint, damit erst einmal der Körper entwöhnt wird.

- Ärgern Sie sich nie wieder, daß Sie anders als die anderen sind. Im Gegenteil, seien Sie stolz darauf. Wir müssen keine Kopie werden von den Menschen, die wir achten. Jeder Versuch, anders zu sein als wir sind, wird scheitern. Versuche solcher Art
  - nehmen uns nur die Freude am Leben,
  - führen nicht in die Gesundheit,
  - werden von niemandem gewünscht.

  Es wäre für die anderen Menschen auch langweilig, wenn wir irgend jemandem ähneln würden.
  Die Menschen werden uns respektieren, wenn wir uns geben, wie wir sind. Damit sind wir für die Menschen interessant. Verstellen wir uns also nicht mehr, um anderen zu gefallen.
- Ich weiß nicht, ob Sie auch schwere und akute Phasen der Depression durchleiden müssen. Sobald diese schlimme Zeit vorüber ist oder sich deutlich gebessert hat, wäre es eine Hilfe, wenn Sie zunehmend die lebensbejahende Umwelt im Auge behalten würden. Das heißt, je nach Ihren Möglichkeiten sollten Sie zumindest versuchen, sich in einer gesunden Umgebung wohl zu fühlen.
  Nun weiß ich aber aus Erfahrung, daß zum Beispiel eine fröhliche Gesellschaft unsere seelische Qual auch vertiefen kann. In einer solchen Umgebung kommen wir uns mitunter verloren vor. Oft sind wir noch nicht soweit, daß wir wieder Freude empfinden können.
  Ob wir uns in einer solchen Atmosphäre verloren oder wohl fühlen, kann von Details abhängen, wie
  - das Wetter, unser körperliches Wohlbefinden, die Menge der Menschen, die Lautstärke, ein abwertender oder freundlicher Blick. Ein kritisches oder aufmunterndes Wort unserer Freunde kann ebenfalls eine Rolle spielen. Unser Wohlbefinden kann auch von der Stimmung der Menschen abhängig sein, mit denen wir gerade zusammen sind.

  Sollten Sie sich also in einer lebensfrohen Umgebung einmal nicht wohl fühlen, so ist das in der Depression normal. Ziehen Sie sich in diesem Fall zurück. Betrachten Sie solche Erlebnisse aber nicht als Rückschlag. Das heißt, wenden Sie sich zu einer anderen Zeit wieder den heiteren Dingen des Lebens zu. An einem anderen Tag kann eine lebensbejahende Umgebung einen völlig anderen Eindruck auf Sie machen. Das muß immer wieder probiert werden.

- Lassen Sie sich nicht von den furchtbaren Ereignissen der Weltgeschichte beeindrucken. Wer sagt, daß wir uns durch die vielen schlimmen Nachrichten aus aller Welt »auf dem Laufenden« halten müssen?

Das müssen wir nicht!

Diese Ereignisse kräftigen nicht unseren Gesundungswillen. In der Zeit der Depression darf unser eigenes Wohlergehen wichtiger sein.

- Später einmal, wenn Sie wieder gesund sind, sollten Sie darauf achten, daß Ihre Seele »staufrei« bleibt.

Unsere Seele kann nicht ständig gute und schlechte Eindrücke, Verlusterlebnisse und Kritik aufnehmen, ohne diese Eindrücke auf der anderen Seite wieder »herauszulassen«. Soviel Platz gibt es in der Seele nicht.

Wir schaffen jedoch Platz, wenn wir gute und schlechte Erlebnisse jemandem mitteilen. Wir schaffen auch Platz in der Seele, wenn wir zum Beispiel auf Ärger spontan reagieren, oder ohne große Zeitverzögerung Klärung schaffen.

Unsere Seele bleibt ebenfalls staufrei, wenn wir lernen, Gefühle zu zeigen.

Wenn Sie Ihren Partner oder künftigen Partner umarmen möchten, dann warten Sie nicht darauf, daß er es tut.

Wenn Sie mit jemandem sprechen wollen, dann warten Sie nicht darauf, bis Sie angerufen werden. Verlassen Sie großzügig die Reihe der Menschen, die ständig rechnen, wer zuletzt angerufen hat. Rufen Sie die Menschen an, ohne Buch zu führen über die Anzahl von Anruf und Gegenanruf. Üben Sie es, auch wiederholt. Wenn wir uns immer zurückziehen, bleiben wir isoliert.

Geben Sie Ihren Helfern in der Depression auch einmal ein anerkennendes Wort.
Zeigen Sie Ihre Gefühle, und wenn Sie Lust haben, sprechen Sie darüber. Sprechen Sie über alles, was Sie innerlich bewegt. Nur so werden innere Spannungen abgebaut.

- Überfordern Sie sich nicht mehr. Fragen Sie sich, was Sie wirklich brauchen, um glücklich zu leben. Lassen Sie dabei auch Ihr Gefühl sprechen. Das Herz ist oft klüger als der Kopf. Falls Sie bei solchen Überlegungen entdecken, daß Ihr bisheriges Leben von einem Gefühl »das alles vergebens ist« belastet war, dann empfehle ich Ihnen soweit möglich,
  - Ihre Verhältnisse, Ziele und Pflichten auf ein überschaubares Maß zu reduzieren;
  - den Verlockungen der Zeit gegenüber öfter »nein« zu sagen;
  - die Vorteile des »Kleinseins« zu entdecken. Entdecken Sie, daß zum Beispiel eine belanglose Unterhaltung mit dem Nachbarn mehr Ruhe und Frieden in Ihnen erzeugen kann, als rastloses Wachstumsstreben Ihrer wirtschaftlichen Verhältnisse.
- Mein nächster Rat wendet sich an die alt gewordenen Menschen unter uns. Ich möchte dem älteren Menschen empfehlen, nach Möglichkeiten zu suchen, ob die Ratschläge, die ich in diesem Buch genannt habe, für ihn annehmbar sind und sich verwirklichen lassen. Ein älterer Mensch wird in der Depression zusätzliche Hindernisse spüren, aus der Depression herauszukommen. Körperliche Erkrankungen, Gebrechen und Unbeweglichkeit erschweren die Selbsthilfefähigkeit oder machen sie gar unmöglich.
  Leonardo da Vinci sagte einmal: »Wer nicht kann was er will, muß wollen was er kann.«
  In diesem Satz kommt das Wort »muß« vor, deswegen können wir ihn für uns in der Depression nicht so stehen lassen. Wir haben genug »gemußt« in unserem Leben. Wir können den Ratschlag von Leonardo da Vinci aber geringfügig ändern, so daß er gerade für die älteren Menschen unter uns hilfreich sein kann, zum Beispiel:

»Wer von uns in der Depression, insbesondere aus Altersgründen, nicht mehr kann, was er will, sollte Möglichkeiten suchen, ob sich mit dem, **was man noch kann**, nicht doch noch Verbesserungen für die gequälte Seele finden lassen.«
Versuchen Sie immer das zu tun, was Sie noch können. Wenn Sie das ein wenig üben, ist möglicherweise wieder ein »Stolperstein« auf dem Weg in die seelische Gesundheit beseitigt. Wir sollten immer versuchen, der Seele einigermaßen zu ersetzen, was ihr am meisten fehlt. Das gilt, so weit möglich, auch für ältere Menschen.

- Ich habe in der Depression immer wieder Plätze aufgesucht, die meine Erinnerungen an vergangene Zeiten wach hielten. Da gab es eine Parkbank, einen See und eine Uferpromenade. Meine ehemalige Lebenspartnerin und ich liefen hier oft ... Außerdem habe ich Straßen und Orte aufgesucht, die mich an meine Kindheit erinnerten.
  Außer Wehmut und verstärktem Schmerz in der Seele kam nichts Gutes dabei heraus. Ich habe hiermit schlechte Erfahrungen gemacht. Schade, daß es so lange gadauert hat bis ich begriff, daß meine Wege in die Vergangenheit nur meinen Gesundheitsprozeß behindern.
  Ich habe meine Gegenwart verbessert, mir ein neues Leben und einen neuen Aufgabenbereich aufgebaut. Weder die Bank, die Uferpromenade oder ein Ort aus meiner Kindheit berührt mich heute unangenehm. **So unvorstellbar stark ist die Kraft einer verbesserten Gegenwart, lieber Leser.**
- Erinnern Sie sich daran, wie isoliert und verängstigt ich mich in der Depression auf der Straße gefühlt habe? Falls es Ihnen ebenso geht, nehmen Sie dieses Buch in Ihrer Hand- oder Jackentasche mit. In diesem Buch steht geschrieben, warum unser Gefühl, nie wieder Freude am Leben spüren zu können, nur ein Irrtum ist. In diesem Buch steht geschrieben, daß Ihre verängstigte Gefühlswelt bekannt und heilbar ist.

Ich wünsche Ihnen viel Erfolg auf Ihrem Weg in die Gesundheit und alles erdenklich Gute.

Anhang

Kommentar: Diplom-Psychologe Dr. Thomas Kornbichler, Psychotherapeut

Wege aus der Depression sind Wege zu den Mitmenschen

Dieses Buch ist ein Medikament, ein Heilmittel gegen Depressionen. Es ist zugleich das Dokument eines seelischen Heilungsprozesses. Es ist auch ein Ratgeber für alle, die entweder persönlich oder als Angehörige, Freunde oder Arbeitskollegen von Depressionen betroffen sind. Und es ist ein lehrreiches Schriftstück für viele, die von Berufs wegen mit depressiv gestörten Menschen zu tun haben: Psychotherapeuten, Psychologen, Ärzte, Krankenschwestern und -pfleger, Sozialarbeiter, Pädagogen und andere mehr.
Karl Kulitza hat viele Menschen kennengelernt, die sich professionell mit seelischen Störungen befassen. Sein Bericht ist keine Anklage gegen die Psychiatrie, sondern ein tiefgründiger Kommentar, der zum gemeinsamen Dialog auffordert.
Der Autor, der persönlich alle Schweregrade der depressiven Erkrankung kennengelernt hat, läßt tief in sein Innenleben blicken und ermutigt seine Leser, das Leben trotz aller Widrigkeiten kreativ und auf der Linie der Mitmenschlichkeit zu gestalten.
Diese konstruktive Einstellung den Mitmenschen und dem Leben gegenüber ist die Grundstimmung, aus der heraus dieses Buch geschrieben wurde. Wenn Karl Kulitza bestehende Verhältnisse im Sozial- und Gesundheitswesen kommentiert, sollten Fachleute hellhörig und interessiert aufmerken. Es wird ihnen Wichtiges an Kritik und an Anregungen vermittelt, wie

wir es besser machen können. Zugleich erkennt der Autor das Engagement vieler Therapeuten an, die jeweils auf ihre Weise Auswege aus der depressiven Krise aufzeigen wollen.
Dieses verständlich und tiefgründig geschriebene Buch ist ein neuartiges Heilmittel. Dieses Buch kann jeder benutzen, um Wege aus seiner depressiven Verstrickung zu finden. Und wer in seinem sozialen Umfeld mit depressiv gestörten Menschen zu tun hat, kann das Buch benutzen, um sich Wege zum Verständnis dieser Mitmenschen zu erschließen. Dieses Verständnis ist möglich, weil wir alle persönlich mehr oder weniger depressiv getönte Persönlichkeitsanteile in uns tragen. Über hundert Jahre tiefenpsychologischer Erforschung und Therapie seelischer Störungen haben die Einsicht reifen lassen, daß die Übergänge zwischen seelisch schwergestörten und »normalen« Menschen fließend sind. **Seelische Gesundheit ist eine Leistung kreativer Lebensgestaltung, die jeder von uns jeden Tag aufs neue erbringen muß.**
Karl Kulitza zeigt, daß diese Leistung vor allem in einer sinnvollen Gestaltung zwischenmenschlicher Beziehungen besteht. Aus Einsamkeit, aus Ängsten, Schuldgefühlen und Verzweiflung, aus Kleinmut, Selbstmißachtung und Selbstverkleinerung kann entrinnen, wer den Weg zu seinen Mitmenschen findet. Dazu braucht es Mut, Vertrauen, Liebe und Zuversicht. Eine gelingende Partnerschaft kann ein Königsweg zur Lebensfreude sein; es führen aber auch viele andere Wege zur seelischen Gesundheit.
Mitunter ist es wichtig, sich führen zu lassen. Eine gelingende Psychotherapie gleicht einer Bergwanderung, bei der beide, der Therapeut und der Klient, nach neuen Wegen der Lebensgestaltung suchen. Eine Psychotherapie gelingt, wenn der Klient sich die Kraft und das Wissen aneignet, sein Leben selbstverantwortlich fortzusetzen und zu gestalten. Das Buch kann hier so manchen Umweg vermeiden und Sackgassen frühzeitig erkennen helfen.

Wenn Sie Kontakt wünschen

Liebe Leserin, lieber Leser,

wir haben dieses Buch in der Hoffnung veröffentlicht, Ihnen damit Wege zum Verständnis depressiver Erkrankung zu ebnen.
Wenn Sie persönlich an depressiven Verstimmungen leiden, soll Ihnen das Buch ein Medikament – ein Heilmittel – sein, daß Ihnen Wege aufzeigt, wie Sie aus Ihren depressiven Verstrickungen herausfinden können.
Wenn Sie darüber hinaus über den Fortgang unserer Arbeit informiert sein oder persönlich mit uns in Verbindung treten wollen, können Sie diese Seite benutzen, um den Kontakt zu uns herzustellen. Kopieren Sie die Seite oder trennen Sie sie heraus und schicken Sie Ihren Brief:

An die
Psychologische Praxis
Dr. Thomas Kornbichler
Luckenwalder Straße 9
D – 15837 Baruth-Schöbendorf

Wenn Sie uns eine persönliche Nachricht zukommen lassen wollen, können Sie die Rückseite dieses Blattes benutzen.

Mit freundlichen Grüßen

Dr. Thomas Kornbichler

– Ich möchte gerne Ihre allgemeinen Praxisinformationen zugeschickt bekommen
– Ich möchte gerne über Veranstaltungen zum Thema Depressionen informiert werden

Vorname, Name ______________________________

Straße, Postfach ______________________________

PLZ ____________ Ort ____________________

Vorwahl/Tel. ____________ Vorwahl/Fax ____________

Unterschrift ______________________________

Auf dieser Seite ist Platz für persönliche Notizen, Kommentare, Fragen und Mitteilungen

Sachwortverzeichnis

Abendstimmung 24, 30
Abwehrkraft (körperlich) 102, 104, 105
Alkohol 48, 106, 128
Alleinsein 109, 117, 128
Alter (das) 175, 176
Anerkennung 38, 66, 141–144
Angstgefühl 37, 44, 45
Antidepressiva 137, 152, 153, 154
Antrieb 77, 134, 160, 164
Antriebslähmung 17, 21, 25, 43, 44, 46, 86, 156, 171
Arbeitsplatz 34, 47–50
Aufklärung (Bevölkerung) 126, 127
Aufklärung (der Patienten) 88, 89, 91

Behandlungsfehler (mögliche) 79–95
Behandlungswille 76
Berufe (therapeutische) 116
Beschäftigungstherapie 89–95

Details 120, 130, 131

Einsamkeit 52, 58, 118, 133, 136, 156, 167
Entscheidungsunfähigkeit 25, 110, 111
Erinnerungen 27, 175
Erlebnisfähigkeit 39, 40
Ernährung 105, 106
Erste Hilfe 101, 130

Fallbeispiel 74
Farben 30, 77, 82, 123
Fernsehen 29, 135

Geborgenheit 32, 52, 82, 119, 160, 164
Geborgenheitsgefühl 34, 37, 118
Gegenwart (verbessern) 119, 130, 131, 132, 139, 162, 163, 175
Gefühlsleben 148–152
Gemeinschaft (mangelnde) 54, 55, 146
Gesundheit (kurzfristiges Gefühl) 117
Gesundungsprozeß (Behinderungen) 69
Gesundungsprozeß (vorbereiten) 101
Gesundungswille 72–77, 113, 120, 154
Grippegefühl 55

Harmonie 39, 43, 50, 77, 87, 144, 148, 155
Hausarzt 156, 157
Haustiere 52
Heilkur 109
Hilfsbereitschaft (anderer) 58, 69
Hilfsbereitschaft (eigene) 28, 39, 84, 94, 141, 150, 165
Hobby 52, 98, 125, 156
Humor 40, 151

Illusionen 36, 40
Intrigen 48, 49
Irrtümer (depressive) 41, 164, 165, 167, 175

Johanniskraut 153

Konzentrationsmangel 49, 50
Kopfschmerzen 21, 22, 33, 48, 49, 104, 117, 161
Kraftlosigkeit (körperlich) 21, 50, 104, 105, 117, 161
Krankenhaus 58, 59, 60, 91
Krankenschwester – Krankenpfleger 123
Krankmeldungen 48
Kritik 47, 107, 149, 164, 174

Langeweile 52, 147
Lebensfreude 18, 28, 55, 113, 139, 140
Leidensfähigkeit 12, 41, 156, 163
Leidenszeit 15, 96
Leistungsabfall 49, 104, 156
Leistungsdruck 49, 156
Leistungsgrenzen 47, 150
Leistungskraft 48
Lichtquellen (elektrische) 30, 127

Medikamente 74, 88, 110, 114, 152, 153, 154, 158, 170
Metastasen (seelische) 73
Müdigkeit 104, 170

Neuanfang 35, 163, 165, 170
Notizen (an meinen Arzt) 132–137

Panik 21, 22, 53, 145, 162
Perfektionismus 38
Pflanzenpräparat 153
Pünktlichkeit (des Therapeuten) 85, 113, 115
Puzzlesteine (in die Depression) 151

Ratlosigkeit 15, 57, 155, 165
Ratschläge 167–175
Ratschläge (kritische) 16–18, 69, 110
Rückfall 154, 155, 172

Schicksal 39, 40, 162, 163, 167, 169, 170
Schlaflosigkeit 48, 156, 171
Schmerzen (körperlich) 106, 151
Schmerztabletten 33, 49, 59, 65, 106, 134, 136, 137, 172
Schuldgefühl 37, 83, 169, 170
Schwächen (des Kranken) 99, 140–144
Schweigen (des Therapeuten) 77, 79–83, 115
Selbsthilfebereitschaft 70–72
Selbsthilfefähigkeit 15, 45, 72, 73, 120, 125, 133, 154, 165, 171
Selbsthilfegruppen 127, 128
Selbstmitleid 22, 28, 38, 57, 83, 107, 135, 170, 171
Selbstmordgedanken 48, 103, 104
Selbstmordgefährdung 102, 104, 157
Selbstvertrauen 66, 78, 140
Sensibilität 38, 125, 147
Sexualität 53, 119, 128, 129
Soziale Sicherheit 34, 68
Spontanität 148, 149, 151, 160, 174
Sport 125, 126
Stärken (des Kranken) 140–144
Stille 29, 50, 135, 136, 161
Streß 32, 42, 68, 105, 114

Tagesbeginn 21, 23
Tageslicht 21, 22, 61
Therapeutenwechsel 111, 112, 114
Todessehnsucht 22, 23, 29, 59, 92, 103, 118, 131

Umgangsart (richtige) 77, 102, 107, 111

Veranlagung 11, 35, 38, 48
Verantwortung 65, 66, 68

Vergangenheit 27, 38, 117, 130, 131, 132, 162, 163, 175
Verlust 34, 36, 151, 170, 174
Verzweiflung 34, 162

Wertlosigkeit 62, 169
Wunderheiler 158

Zeitdruck 86
Ziele (setzen) 165, 171
Zukunftsangst 59, 134, 160, 162, 163
Zuspruch 41, 124, 125
Zutrauen 66, 109, 118, 133, 143, 151

Bitte beachten Sie
die folgenden Seiten

Frank Naumann

Erste Hilfe für die Seele

272 Seiten, gebunden
ISBN 3-333-00759-2

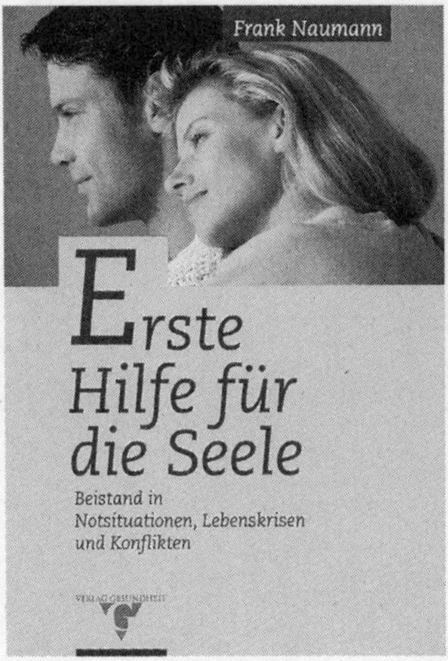

Verlag Gesundheit

Sachlich fundiert, verständlich und einfühlsam geschrieben, vermittelt dieser Ratgeber, wie jeder seinem Nächsten in seelischen Notsituationen und Lebenskrisen beistehen und wirksame Hilfe leisten kann.

Inhaltliche Schwerpunkte:

- Die Hausapotheke des Laienhelfers – psychologische Grundlagen und Gesprächstechniken
- Akute Notsituationen und detaillierte Erste-Hilfe-Empfehlungen
- Ratschläge zur Selbsthilfe, zur Seelenhygiene und zur Vorbeugung seelischer Erkrankungen
- Umfangreiches Anschriftenverzeichnis von Beratungsstellen und Krisendiensten

Dr. med.
Dr. sc. phil.
Siegfried
Fritzsche

Achtung Sucht-medikamente!

Wie Sie sich vor Abhängigkeit schützen

144 Seiten, 10 Abbildungen
ISBN 3-548-35435-1

Ratgeber

Für 1,4 Millionen Deutsche sind Beruhigungspillen, Appetitzügler, Schlaftabletten und Schmerzmittel »ihr täglich Brot« geworden.
Erschreckend, daß auch immer mehr Kinder betroffen sind, mittlerweile jedes dritte Schulkind.
Ein in der Suchtproblematik erfahrener Arzt und ehemals selbst Betroffener beantwortet u. a. folgende Fragen:

- Was ist Sucht? Welche Medikamente machen abhängig?
- Woran erkennt man einen Abhängigen?
- Wie können Angehörige dem Kranken helfen?

Der Leser erhält viele Ratschläge zum sinnvollen Umgang mit Arzneimitteln.

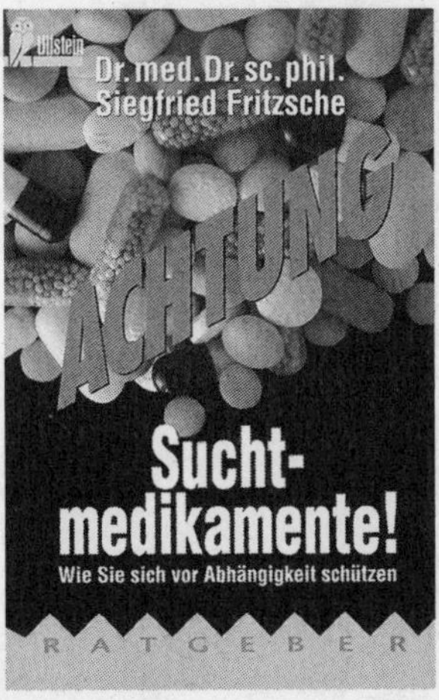